AF355656

Notions d'Hygiène

suivies d'un bref raccourci

des Origines et de l'Histoire des Français

par

le Dr Georges CHÉREAU

Librairies Chénel et Jeanne d'Arc réunies

Maurice TOUTAIN et Cie

16, Rue Saint-Jean. — Caen

1921

Prix : un franc

Notions d'Hygiène

suivies d'un bref raccourci

des Origines et de l'Histoire des Français

par

le Dr Georges CHÉREAU

Librairies Chénel et Jeanne d'Arc réunies

Maurice TOUTAIN et Cie

16, Rue Saint-Jean, — Caen

1921

GÉNÉRALITÉS

L'hygiène est la partie de la médecine dont la fin est la conservation de la santé ; elle nous apprend à régler la vie de l'homme, de manière à assurer l'exercice régulier de toutes ses fonctions et le développement complet de toutes ses facultés.

Les anciens avaient fait de la santé une déesse, fille d'Esculape ; on la représentait sous les traits d'une belle jeune fille, assise sur un trône, tenant d'une main une patère, de l'autre un serpent, et couronnée d'herbes médicinales.

L'état physiologique de l'homme est l'état de santé ; la maladie est due à l'altération de cet état physiologique : la science des maladies, de leur origine, de leurs symptômes est la pathologie. La caractéristique de l'état de santé est que tous nos organes fonctionnent sans être sentis, comme s'ils n'existaient pas.

L'hygiène publique s'occupe de tout ce qui concerne la salubrité publique : construction et entretien des égoûts et dépôts d'immondices, distribution et surveillance des eaux, halles et marchés, prisons, ateliers, manufactures, surveillance de l'éclairage, des aliments, des boissons, des logements, etc... L'hygiène privée est celle qui détermine, par des règles déduites de l'observation, dans quelle mesure l'homme qui veut conserver sa santé doit, selon son âge, sa constitution et les circonstances dans lesquelles il se trouve, user des choses qui l'environnent.

De ces règles on vient à l'emploi raisonné et méthodique de toutes les choses essentielles à la vie, et c'est ce que l'on appelle diététique (du grec δίαιτα : genre de vie); cette δίαιτα (diète) comprend tout ce qui a rapport aux aliments, à l'air, à l'exercice et au repos, au sommeil et à la veille, etc...

ALIMENTATION

Le choix des aliments influence manifestement la santé ; ils sont d'une extrême variété, mais tous se composent chimiquement des mêmes éléments : oxygène, hydrogène, azote et carbone, et leur vertu nutritive est en proportion de leur azote.

Les aliments qui nourrissent le plus sous le moindre volume doivent, toutes choses égales d'ailleurs, être préférés par les sujets qui se livrent à des travaux fatigants.

Les aliments considérés comme rafraîchissants sont ceux qui, par l'abondance de leur eau de végétation et par leur acidité plus ou moins prononcée, calment la soif et tempèrent la chaleur animale : tels sont les fruits rouges, les cerises, les groseilles, les framboises, les fraises, les oranges, les citrons, les melons, l'oseille, les salades, etc... Les aliments excitants ou échauffants sont ceux qui stimulent les tissus organiques ; ils doivent en partie cette propriété à diverses substances, telles que le poivre, le sel, le girofle, le gingembre, la cannelle, le laurier, le thym, l'ail, etc... Les aliments toniques excitent lentement les tissus mais leur communiquent une force durable : tels sont principalement le pain et les viandes ; ce sont en général ceux qui contiennent le plus de fibrine, comme la chair musculaire du bœuf, du mouton, etc... ; — de gélatine, comme les os, les membranes, la chair des jeunes animaux ; — d'albumine (cerveau, foie, œufs, huîtres, etc...) ; — de gluten (pain et fécules). Les aliments mixtes (poissons...) sont formés de proportions à peu près égales de fibrine, de gélatine et d'albumine.

D'après le professeur Gautier, la ration d'entretien pour 24 heures comporte : *albumine* : 110 à 120 grammes, trouvée dans viande, œufs, fèves, haricots, lentilles, pois ; *hydrocarbones*, 400 à 407 grammes ; *graisses* : 56 à 80 grammes. L'âge, le sexe, le climat font varier ce bilan : il faut plus de graisses dans le nord, plus d'hydrocarbures comme ration de travail ; il faut insister sur le riz, les dattes, les figues et les boissons « *chaudes* » dans les pays chauds.

Les repas doivent être multiples chez l'enfant en bas-âge

et chez le malade : 4 à 5 par jour, dont un principal. Le premier repas du matin devrait être important et varié, celui du soir léger, surtout chez les vieillards et les enfants débiles. Il est utile à la santé de jeûner partiellement de temps en temps.

Le Français se nourrit surtout de pain, et les céréales doivent être la base de l'alimentation ; seulement, les estomacs délicats digèrent mal la mie, et on accuse celle du pain peu cuit de dilater l'estomac. Quoi qu'il en soit, le pain blanc d'avant-guerre n'est pas nutritif : le taux de blutage est trop bas ; pour obtenir un pain nourrissant il faut un blutage à 80 ou 85 pour cent. Le gluten entre pour 33 % dans la composition de cette farine, et c'est la portion vraiment nourrissante du pain. Le pain bis est le vrai pain de choix.

Outre le pain, l'avoine, le riz, le sarrazin, l'orge, le seigle devraient être plus employés en les faisant longtemps bouillir dans l'eau salée. C'est à tort qu'on considère le riz comme constipant : c'est un régulateur de l'intestin. D'un autre côté, le bouillon de céréales est très nutritif.

Les légumineuses sont plus riches encore que les céréales en albumine et en azote, et elles sont plus nutritives que le bœuf. Les fèves, les lentilles, les haricots, les pois, de préférence les purées, sont aussi riches en azote que la viande. Aussi, de plus en plus, délaisse-t-on les chairs succulentes pour le brouet de Sparte. Le régime végétarien préserve de l'arthritisme, les matières fécales sont plus abondantes, leur odeur moins fétide, et la constipation disparaît ; l'abus carné conduit à l'entérite, et les réactions de défense contre les toxines de la viande engendrent l'obésité, le diabète, l'asthme.

Il faut se nourrir en évitant les erreurs, telles que l'abus alimentaire, la mauvaise sélection, la mastication insuffisante, l'hyperexcitation par la viande qui réagit sur l'estomac et le système nerveux. Le bouillon végétal, les farines naturelles font parvenir la lactose du lait jusque vers le cæcum où elle exerce sa puissante action antifermentescible. Le lait est un aliment complet, réparateur, pour l'enfant ; il est très indiqué chez bien des malades, mais serait insuffisant comme ration alimentaire chez l'adulte.

L'homme possède une dentition qui indique qu'il est omnivore ; la viande n'est donc pas défendue, mais comme le régime carné peut fatiguer le foie, les reins, le système nerveux, il est bon de n'en user qu'à un repas ; la viande crue est plus digeste que la viande cuite, mais elle a pour contre-partie les tænias, les parasites. — Le bouillon est reminéralisant, le jus de viande fraîche d'animal reposé est fortifiant ; les méfaits du bouillon sont dus à l'adjonction de vieux os dont la moëlle s'altère très facilement.

Le régime fruitarien convient passagèrement ; il est sédatif, régulateur des voies digestives. Les fruits oléagineux sont les plus nourrissants, mais les moins digestibles.

Comme ration de travail, il faut augmenter les graisses ou, en vertu de l'isodynamie, augmenter les hydrocarbones ; le régime végétarien est rigoureusement indiqué chez l'enfant : il faut attendre très tard pour lui accorder de la viande, au plus une fois par jour et pas tous les jours.

Il faut aussi apprendre à manger : nous mangeons trop ; dans ma déjà longue carrière médicale, je n'ai pas constaté un seul cas de mort par la faim, mais combien d'indigestions, malaises et maladies dues à la surnutrition ! Nous encrassons nos organes et nous nous vieillissons comme à plaisir : l'adulte n'a besoin que d'un gramme d'albumine par kilo et par jour ! — Il faut mastiquer lentement ; l'insalivation insuffisante donne à l'estomac et à tout le tube digestif un travail pour lequel ils n'ont point été créés : c'est toute une science hygiénique que savoir manger. En France on fait un véritable abus de sel, et le sel, à très hautes doses, est un violent poison. N'est-il que cela ? Ce serait suffisant, mais il détermine par l'abus le cancer de l'estomac. Si l'on demande aux autochtones de Bretagne, de Normandie, du Maine, la raison de la pullulation de cette grave maladie en ces régions, les vieillards affirment que le sel est cause de l'apparition du cancer ; le paysan n'est point un savant, mais il observe et, contrairement aux savants, n'affirme que le résultat de son observation et de celle de ses ancêtres. L'abus ordinaire du sel fait maigrir ; il augmente dans une forte proportion la désassimilation des matières azotées, et en pure perte au point de vue énergétique. L'adulte humain introduit chaque jour à peu près 50 grammes de sel dans son économie et on évalue seulement à 18 à 20 grammes le sel éliminé dans le même temps : il y a donc 30 grammes de trop en notre corps. Le sel aide à l'élimination du potassium contenu en forte proportion dans les végétaux, mais les végétariens sont peu nombreux, l'alimentation mixte étant pour ainsi dire la règle.

Pour être bien digérée, chaque bouchée alimentaire devrait être accompagnée d'une gorgée de boisson.

———

LES BOISSONS

Celles que l'homme consomme se divisent en trois groupes : l'eau, les boissons aromatiques, les boissons alcooliques.

L'eau potable doit contenir au moins 25 à 50 centimètres cubes d'air par litre et des sels au taux de 0 gr 50 par litre. Elle doit dissoudre le savon et cuire les haricots. L'eau contient en outre des proto-organismes, les uns nuisibles, les autres favorables ; les premiers aèrent l'eau : tel est le rôle des diatomées. On reconnaît, en général, qu'une eau est potable quand elle dissout facilement le savon et qu'elle cuit bien les légumes ; les eaux dites dures ou crues sont impropres à ces usages par la forte quantité de sulfate de chaux qu'elles contiennent en dissolution. Les eaux chimiquement pures ne sont cependant pas les plus agréables à boire ; elles sont toujours plus goûtées quand elles renferment quelques sels et surtout de l'air.

Parmi les boissons aromatiques, il faut citer surtout le café et le thé. L'infusion de café est une liqueur éminemment tonique : elle accélère la circulation du sang, favorise la digestion, active les fonctions du cerveau, dispose à la gaîté ; l'abus surexcite le cerveau et produit l'insomnie. On raconte diversement la découverte des propriétés excitantes du café ; on en fait communément honneur à un berger d'Arabie qui aurait remarqué que ses chèvres manifestaient une vivacité extraordinaire quand elles avaient mangé des grains de caféier ; quoi qu'il en soit, les Arabes paraissent l'avoir connu les premiers. L'usage en est devenu commun dans tout l'Orient à partir du XVe siècle ; mais il fallut encore deux cents ans pour qu'il se répandît en Europe. Ce fut l'ambassadeur ottoman Soliman-Aga qui le mit tout à fait à la mode en 1669. — Le thé est cultivé en Chine de temps immémorial et l'usage des feuilles en infusion y est depuis longtemps répandu. Son introduction en Europe ne remonte pas au-delà du XVIIe siècle. Cette boisson est un excellent diffusible, mais à haute dose elle agit fortement sur le système nerveux à la manière du café ; comme lui, elle éveille l'esprit, détermine une agitation qui commande le mouvement et cause de l'insomnie. Le thé convient parfaitement aux constitutions molles, lymphatiques et aux habitants des climats froids et humides. — Les boissons aromatiques sont utilisées comme diurétiques et toniques. Retenons, en outre, que boire chaud est la meilleure manière de calmer la soif.

L'homme fait une grande consommation de boissons alcooliques, et les principales sont : le vin, le cidre, la bière, l'hydromel, les eaux-de-vie et liqueurs. Le vin constitue un tout complexe renfermant de l'eau, de l'alcool, de la glycérine, du tannin, des huiles essentielles, des éthers, des sels, et sa richesse alcoolique varie de 7 à 23.83 pour cent. Les vins les plus favorables à la digestion et dont l'usage présente le moins d'inconvénients sont ceux qui, légèrement acidulés et suffisamment généreux, contiennent des quantités modérées d'alcool, peu de mucilage sucré, et qui ne sont pas très chargés de matière colorante et de tartre : les vins de Bourgogne et de Bordeaux répondent à ces desiderata. Tout le monde connaît les funestes effets de l'abus du vin. — Le cidre est une boisson saine dont les mérites ont été mis en valeur par Denis-Dumont ; l'étude en a été reprise par Motais, d'Angers, qui aurait obtenu d'excellents effets de ce breuvage chez les arthritiques et les goutteux. Certains cidres renferment 5 à 6 pour cent d'alcool ; les cidres doux en renferment une proportion beaucoup moindre, de 1 à 1.70 pour cent. Son nom lui vient de l'hébreu *sichar*, c'est-à-dire liqueur fermentée. — L'usage de la bière est très ancien : Moïse trouva cette boisson utilisée en Egypte ; elle est nourrissante, excite les organes digestifs et facilite la sécrétion des urines ; prise en trop forte quantité, elle donne des vertiges, pèse à l'estomac et occasionne une ivresse prolongée et stupéfiante. Elle contient beaucoup d'eau, de petites quantités d'alcool, de sucre, de gomme, de gluten, de phosphates de chaux et de magnésie, tenus en dissolution dans les acides acétique et phosphorique. — L'hydromel est un breuvage fermenté fait d'eau et de miel ; cette boisson n'est plus guère employée que dans quelques campagnes et les pays du Nord, où elle était connue dès la plus haute antiquité. L'hydromel a servi à la fraude pour imiter les vins liquoreux d'Espagne, de Madère, et surtout les vins muscats. — On nomme eau-de-vie la liqueur obtenue en distillant le vin, le cidre, la betterave, les grains, les pommes de terre ; l'eau-de-vie de grains, très répandue, se fabrique en France et dans l'Europe septentrionale avec la bière et la graine des céréales fermentées. Tous les alcools sont toxiques mais leur toxicité s'accroît à mesure qu'ils sont plus élevés dans la série : la toxicité des eaux-de-vie est dans l'ordre d'origine signalé plus haut. Les alcools de vins sont devenus extrêmement rares et l'immensité des produits consommés provient d'autres sources ; sur les 2.000.000 d'hectolitres d'alcool que l'on consomme par an, à peine 10.000 sont fournis par le vin. — Les anciens n'ont point connu les liqueurs et ils s'en passaient fort bien ; l'invention de la distillation, qu'on place au XIVe siècle, amena celle des liqueurs ; l'eau-de-vie pure paraissant trop âpre au goût, on imagina de la sucrer et de l'aromatiser. Les Italiens excellèrent les premiers dans cet art et l'apprirent à toute l'Europe. C'est du règne de Henri II que date l'introduction des liqueurs en France. On les emploie comme digestives ou excitantes et surtout après les repas : on peut en user très discrètement. — Les liqueurs que l'on orne du nom d'apéritifs sont toutes des poisons : on les fabrique avec des aromates destinés à masquer le mauvais goût de l'alcool dénaturé ; la répétition de l'intoxication par les apéritifs laisse une imprégnation marquée de tout l'organisme et fait entrer en dégénérescence tous les organes et surtout cerveau, foie et vaisseaux.

D'une manière générale, on peut admettre que l'adulte peut ajouter, par jour, un litre de boisson à l'alimentation.

LA BOUCHE ET LES MAINS

Pour manger et boire, un orifice naturel est utilisé : la bouche ; et celle-ci renferme des glandes salivaires et des dents ; à l'état normal 26 microbes l'habitent : c'est dire le soin qu'on doit apporter au bon entretien de cette cavité, entretien minutieux par nettoyages dentaires et lavages buccaux. Comme désinfectant de la bouche, l'hyposulfite de soude à saturation dans l'eau est un puissant bactéricide ; les lavages buccaux sont très recommandables et ils doivent être faits après chaque repas : l'eau de Botot, dont on se sert depuis le XVIIIe siècle, doit être largement utilisée ; ce n'est autre chose qu'une infusion d'anis, de girofle et de cannelle aromatisée avec la teinture d'ambre.

La question dentaire est primordiale puisque les aliments doivent être coupés, déchiquetés, écrasés pour être bien imbibés de salive. — On donne couramment un hochet dur aux enfants que tracasse l'issue des dents ; il est un moyen plus simple, meilleur, et à la portée de toutes les bourses : donner à grignoter une racine de guimauve. Les grandes personnes passent des corps étrangers, pointe de couteau, etc..., entre les dents ; c'est une des pires habitudes contribuant à érailler l'émail dentaire. — Un des meilleurs dentifrices est la poudre composée par parties égales de charbon porphyrisé, de quinquina et de crème de tartre ; il y a lieu de se tenir en garde contre les poudres calcaires qui rayent et usent l'émail des dents.

Avant que les aliments bien préparés par la meule dentaire passent dans l'estomac, il faut qu'ils soient bien insalivés pour que se fasse bien la digestion. Le principe actif de la salive est la diastase qui transforme rapidement la fécule, les amylacés, en dextrine et en sucre. Encore faut-il donner le temps nécessaire à l'action de cette diastase : tourner sept fois la langue dans la bouche avant de précipiter le bol alimentaire dans la filière œsophago-gastro-intestinale !

Il est une habitude d'amies fort mauvaise : le baiser. Par

cet acte, on court des risques réels pour la santé en prenant sur ses lèvres les germes de maladies, les dépôts apportés par l'air sur les joues embrassées ; des affections extrêmement graves ont été ainsi contractées : méfiance est mère de sûreté !

Il fut un temps, qui n'est déjà pas si éloigné de nous, où les mains servaient seules de véhicule pour porter à la bouche tout ce qui se mange : il est fait, en France, pour la première fois, mention de fourchettes dans un inventaire de l'argenterie de Charles V, en 1379 ! ! ! Il faut avoir grande méfiance des mains sales et des ongles noirs. Je veux illustrer par deux exemples cette recommandation : récemment une épidémie grave d'entérite infectieuse eut pour origine les mains polluées d'un boulanger ; quelques mois plus tôt une cuisinière tourangelle mettait à mal toute une noce par ses mains sales remuant une crème à servir, etc..., etc...

Des petits et des grands mangent leurs ongles : ce ne fut jamais pâture saine! Les « envies » ne doivent point être rongées, mais bien coupées aux ciseaux. Le nettoyage des ongles sera parfait avec de l'eau savonneuse et une brosse large, très fournie, relativement molle, trempée dans icelle. Si la coquetterie entre en jeu pour avoir des ongles brillants, on obtiendra le résultat en frictionnant avec une peau de chamois l'ongle sur lequel on aura délicatement posé quelques atomes du mélange suivant :

Boxyde d'étain . . . . 10 grammes.
Essence de thym. . . . . V gouttes.
Carmin, quantité, suffisante pour donner couleur rose.

Rien ne vaut pour les mains l'usage du vulgaire savon de Marseille ou savon de soude : il dissout les matières grasses et assouplit la peau.

J'ai pensé qu'il était bon d'appeler l'attention des jeunes gens sur ces soins et sur ces points ; les traités d'hygiène sont muets sur ce sujet : c'était une raison de plus pour en dire quelques mots.

LA PEAU

La peau enveloppe et protège la surface du corps ; sa couleur et ses caractères varient selon l'état de santé ou de maladie. Il entre dans sa composition différents organes soit de sécrétion, soit d'excrétion ; par ses pores, elle exhale une partie des liquides du corps, ou introduit dans l'économie diverses substances étrangères.

Elle est sujette à un grand nombre de maladies dues aux causes les plus diverses ; ces affections ont été observées dès la plus haute antiquité : Hippocrate, Celse et Galien en décrivent plusieurs ; mais, pendant bien longtemps, la science médicale fut presque impuissante à les traiter ; la plupart peuvent actuellement être atténuées ou guéries.

Pour des raisons très diverses, la peau n'offre pas la même résistance chez tous les individus et cela peut tenir à l'hérédité, aux changements de saisons, à l'alimentation défectueuse, aux traumatismes, etc... C'est ainsi que les rayons solaires peuvent produire de l'eczéma solaire, une rougeur érysipélateuse, des pigmentations, des éphélides, etc... Le froid, l'air vif amènent des télaugiectasies ; les antiseptiques peuvent occasionner des dermites. Souvent la cause des maladies de la peau réside dans l'état général du sujet : fermentations intestinales, autointoxications, etc... ; les affections du nez, de la gorge, des dents peuvent retentir sur le voisinage.

On peut traduire l'hygiène générale de la peau en quelques lignes. Le premier précepte est : deux lavages par jour des parties découvertes avec l'eau de pluie ou l'eau de citerne ; à défaut user d'eau bouillie. Un lavage des parties sécrétantes, chaque jour (aine, aisselle), avec eau froide ou chaude ; si la peau est grasse, on emploiera l'eau très chaude. Pour donner de la fermeté à la peau, user alternativement d'eau chaude et d'eau froide ; le savon blanc de Marseille, sans excès d'alcali, est à recommander dans les soins de propreté.

Chez les sujets à peau sèche, on nettoiera la peau au cold-cream frais, au cérat, à la décoction de guimauve, à l'eau bouillie additionnée de glycérine et d'eau de roses, à la pommade de concombre, ou mieux encore à la « rosée du harem » qui a pour formule :

Glycérine neutre et pure. . . ⎫ àâ 25 grammes
Eau distillée de roses. . . . ⎭
Eau distillée. 50   do

Le cold-cream est une bonne préparation ; il se compose d'huile d'amandes douces, de blanc de baleine, de cire blanche, d'eau de roses.

Les peaux grasses se trouveront bien de l'eau-de-vie camphrée.

Si la peau est télangiectasique (violacée), on obtiendra bon effet avec des lotions très chaudes, avec la teinture d'hamamelis, avec le coaltar saponiné et aussi la pommade suivante :

Adrénaline. . . . . XXX gouttes
Lanoline. . . . . 8 grammes
Vaseline. . . , ... 170   do

En cas d'irritation, de boutons du visage, il convient d'employer les laits gras. Voici le lait de concombre :

Savon . . . . 15 grammes
Eau de roses 90   do
Pommade de concombres. . . . 6   do
Glycérine 30   do

Et la formule du lait virginal est :

Eau de roses. . . . . 900 grammes
Teinture de myrrhe. . . . . ⎫
    — d'opoponax . . . . ⎬ àâ 10   do
    — de benjoin . . . . ⎭
    — de quillaya. Quantité suffisante pour émulsionner.

Contre les rides ou les taches de rousseur, on peut user de la préparation suivante, en applications locales :

Eau de roses. . . . . 200 grammes
Lait d'amandes épais. . . . 50   do
Sulfate d'alumine 4   do

Les crèmes adoucissent la peau et constituent les fards ; voici la formule de crème :

Huile d'amandes douces. . . ⎫ àâ 30 grammes
Eau de chaux . . . . ⎭
Lanoline. 5   do

Si l'on veut *éviter* les tracas du visage, il faut se souvenir qu'il y a lieu d'*éviter* la chaleur des lampes. Toutes les intempéries sont néfastes au teint ; il faut porter des vêtements larges, avoir une alimentation sobre et réglée, obtenir des selles régulières ; pas d'excès ni d'émotions !?! Les rides ne résistent pas, dit-on, au massage en tourbillon, superficiel, de la face. Il n'y a plus aucun prurit, aucune démangeaison après massage avec une pommade au sapolan (1) camphré. Avouons, toutefois, que ce sont là bien petites misères ; mes rides personnelles sont restées ce que les a faites dame nature et l'âge : à d'autres ces soins de petit maître !

Pourtant, il faut entretenir en bon état ce que le Créateur nous a si largement octroyé : pour expulser les « comédons » du visage, il suffira d'exprimer la peau, expression suivie de massage doux. Pour les taches de rousseur, il faut éviter soleil et grand air ; la pommade salicylée à 1 pour 30 ferait merveille.

Un bain général à 32° ou 34°, savonneux, chaque semaine, pendant 15 à 20 minutes, est de bonne application ; si la peau présente des boutons d'acné, on ajoutera au bain du bicarbonate de soude et on poudrera en sortant ; si la peau est sèche, on mettra dans le bain 500 grammes de gélatine.

Si le soleil procure quelques désagréments par ses rayons, ils sont bien compensés par leur valeur cicatrisante sur les plaies ; les poumons délicats sont tonifiés par l'insolation prudente. Ce ne sont pas seulement les rayons lumineux qui agissent, mais encore le rayonnement violet et ultra-violet : l'étude de la lumière et de ses composés est extrêmement intéressante, mais ne rentre pas dans les notions d'hygiène.

(1) Le sapolan camphré est composé par parties de :
    Naphte. . . . . 1/2 part.e
    Lanoline 1   d°
    Savon anhydre. . . . . 3 à 4 pour cent.
    Camphre. 1/10e

LES VÊTEMENTS — LE CORSET
LE SOMMEIL

Il faut que les vêtements soient aisés ; autrement ils font obstacle à la circulation du sang et peuvent occasionner de graves accidents tels que défaillances, vertiges, oppressions dus au resserrement des organes. L'un des sous-vêtements le plus nuisible, parce qu'il comprime, est le corset ; autrefois, les françaises portaient des corps roides et durs qui ne dessinaient nullement la taille ; ces corps furent remplacés, pendant la Révolution, par les corsets à la paresseuse, sans baleines, serrant modérément et s'attachant par quelques lacets placés de distance en distance vers le dos ; depuis, les femmes sont revenues aux tailles fines et au carcan ; le corset « saucissonne » la jeune fille : c'est un meuble dangereux, à rejeter.

Le vêtement doit être adapté aux saisons, aux âges, aux tempéraments, aux pays ; les vêtements de laine ou de soie, étant mauvais conducteurs du calorique, retiennent mieux la chaleur du corps : ils conviennent pour ce motif aux pays froids et aux saisons rigoureuses ; ceux de laine s'imbibent facilement de la sueur et préviennent les refroidissements subits, mais ils retiennent aussi des miasmes qui peuvent nuire à la peau. Les étoffes de lin, chanvre, coton, sont fraîches parce que, étant bonnes conductrices du calorique, elles le laissent passer librement du corps à l'air : elles conviennent aux pays chauds et aux saisons chaudes. Les étoffes blanches, réfléchissant les rayons chauds et les transmettant moins facilement à la peau, semblent être les plus convenables pour toutes les saisons et pour tous les climats. Dans la jeunesse, il est bon que les vêtements soient légers afin d'accoutumer les enfants aux vicissitudes du froid et de la chaleur ; dans l'âge avancé, au contraire, il est utile de porter des étoffes chaudes afin de ramener le calorique à la périphérie.

L'habit est nécessaire, de simple décence ; mais il faut garder grande défiance de la mode qui est bien la plus sotte chose du monde. Je ne puis résister au plaisir de taquiner nos perruches en citant le R. P. Sertillanges :

« En vous habillant comme des linottes, vous ne trouverez à
« épouser que des serins ». Si le R. P. connaît bien l'homme-
serin, il n'ignore rien de la demoiselle-linotte (je n'ose
écrire... perruche). Si, encore, une raison hygiénique pouvait être invoquée pour les « mannequins » du jour et ceux
de tous les temps? Loin de là, c'est la négation de l'hygiène.
J'en ai assez médit, je pense : passons à sujet plus intéres-
sant, je veux parler du sommeil.

Nous avons traité jusqu'ici de la machine humaine, de
son entretien et de sa défense par le vêtement. Mais le
mouvement perpétuel est impossible et tous les organes ont
besoin de repos ; or, le sommeil réduit le travail physique
et physiologique au minimum et il est pour tous les êtres
animés un besoin impérieux. Le professeur Béclard, qui fut
doyen de la Faculté de Médecine de Paris, disait : « L'adulte
« passe le tiers de sa vie à dormir (les trois-huit), l'enfant
« plus de la moitié, le nourrisson ne fait guère que manger
« et dormir. » Le professeur Béclard est mort, mais ses
paroles sont encore expression de sagesse ! Le sommeil
ralentit la vie physique, diminue donc le calorique : d'où
nécessité de vêtements spéciaux de nuit, de couvertures,
etc..., et c'est la raison pour laquelle je traite de *dodo* en
même temps que de vêture. Notre machinerie est d'une
perfection dont ne saurait approcher aucune merveille faite
de main d'homme : un grain de sable l'enraye aussi sûre-
ment qu'une goutte d'huile-sommeil l'entretient en bon
fonctionnement.

La durée du sommeil est variable suivant l'âge, le sexe et
l'état de santé. L'enfant et la femme ont besoin d'un
sommeil plus prolongé que l'homme fait et surtout que
le vieillard : six ou sept heures suffisent à l'homme dans
la force de l'âge. En revanche, les enfants ont besoin de
dormir longtemps ; ils deviennent névropathes par sommeil
insuffisant. D'une enquête faite en Suède, il y a une dizaine
d'années, il ressort que les enfants qui ne prennent pas la
somme moyenne de sommeil nécessaire, ont 25 pour cent
de maladies en plus que les autres, et ce temps de sommeil
a été ainsi établi :

<pre>
     Pour les enfants de 4 ans . . . 12 heures
          do   7 —   . . . 11 do
          do   9 —   . . . 10 do
          do   12 à 14 ans.   9 do
</pre>

Je suis convaincu que cette mesure-sommeil fera la joie de
la jeunesse, et j'y ajoute tous mes souhaits de beaux songes.

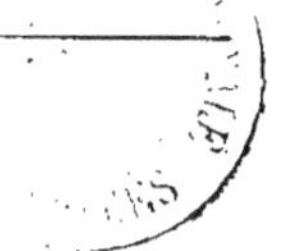

L'AIR et la LUMIÈRE SOLAIRE

L'air atmosphérique est essentiellement composé d'oxygène et d'azote dans la proportion de 21 à 79 ; il renferme, en outre, quelques millièmes d'acide carbonique, une quantité variable de vapeur d'eau et un peu d'hydrogène carboné. Cette composition de l'air pur et normal peut être modifiée par des causes accidentelles, telles que la respiration, les combustions, la décomposition des matières organiques, etc... L'air joue un rôle immense dans la nature ; incolore d'apparence et sous un petit volume, il est bleu vu en masse ; pris en couche épaisse, il est pesant : le poids d'une colonne d'air, qui presse sur une surface d'un centimètre carré, est d'un kilogramme environ. Il est nécessaire aux animaux et aux plantes pour entretenir leur vie au même titre que l'alimentation : il ne faut point sourire, car la plante se nourrit, respire vraiment.

Par suite de l'acte de la respiration, les animaux vicient l'air en lui enlevant une portion de son oxygène, qu'ils remplacent par de l'acide carbonique ; les plantes, au contraire, sous l'influence de la lumière, en débarrassent l'atmosphère et lui rendent en échange de l'oxygène : ce qui, par une admirable harmonie, rétablit constamment l'équilibre. Pourtant, il est imprudent de garder des bouquets et particulièrement des lys en une chambre close ; ceux-ci procurent maux de tête, vertiges et même des syncopes : on a cité, en juin 1920, le cas d'une jeune fille asphyxiée dans sa chambrette par une brassée de ces jolies fleurs.

Mais l'air, par lui-même, serait insuffisant pour entretenir la vie ; la lumière est nécessaire et sa chaleur indispensable : c'est le principe vivifiant de tous les êtres organisés. — Le soleil est une étoile fixe par « rapport à nous » : c'est le centre de notre système planétaire et le régulateur du mouvement de la terre et des autres planètes. Il a un mouvement de rotation sur lui-même qui s'opère en 25 jours et 5 heures, d'occident en orient ; en outre, il paraît se déplacer lentement dans l'espace et se rapprocher peu à peu de l'étoile μ de la 7e constellation boréale ou constellation d'Hercule déjà décrite par Ptolémée. — Primitivement le soleil fut une nébuleuse dont sortirent les planètes et notre terre. — La lumière solaire agit sur l'air, la terre et les êtres vivants par les divers rayons constituant son spectre ; le spectre visible a une action lumineuse et calorique, le spectre invisible (rayons ultra-violets) une action chimique et organique. On peut illustrer cette affirmation par le fait suivant: plusieurs personnes ont été brûlées d'une façon mystérieuse dans les rues du Hâvre au cours de la journée du 21 avril 1920 ; le Dr Thorel en vit trois ayant les parties découvertes (cou, visage, mains) cramoisies, boursouflées, semées de petites vésicules. Ces malades semblaient avoir été baignés par une lumière diffusée ; ils furent influencés par des rayons solaires dissociés ou réfléchis par les nuages, et surtout par les rayons ultra-violets.

Certains corps (radium, helium, thorium, polonium) impressionnent une plaque photographique de la même manière que la lumière, mais leurs émanations ne sont pas visibles pour l'homme, pas plus que les rayons ultra-violets dont ils forment la plus grande partie. Ils activent la fluorescence ou la phosphorescence de certaines substances situées à proximité ; ils enlèvent aux gaz et à l'air leur pouvoir isolant, tout en les rendant particulièrement conducteurs d'électricité.

L'étude des rayons des corps rares, cités plus haut, commencée en France par Pierre Curie et Mme Curie, a été continuée en Angleterre par le professeur Soddy, d'Aberdeen, et plus tard par le professeur Perrin, de la Sorbonne. Ces rayons sont formés de particules chargées d'électricité négative et ces particules sont les « électrons », atomes d'électricité tout à fait isolés dont la charge et la masse restent constantes ; l'électron est animé d'une vitesse voisine de celle de la lumière, 300.000 kilomètres par seconde. Plus on étudie et mieux on se rend compte de la complexité de la matière et surtout... du peu que nous savons.

L'air est pollué de mille manières par les êtres et la matière en décomposition ; la poussière, parmi d'autres moyens de pollution, contient des débris de toutes sortes, depuis l'atome de sels chimiques jusqu'à l'atome vivant, le microbe. La lumière solaire est un épouvantail pour ce dernier ; quand elle ne le tue pas, elle atténue sa virulence :

le sérum anti-rabique fut ainsi obtenu comme tant d'autres d'ailleurs.

Lisez la Genèse, premier livre de l'Écriture Sainte, et vous verrez par l'ordre de création de cette lumière comment le Moteur de toutes choses, Dieu, en un mot, a daté cette naissance, et qu'il y avait raisons divines ; ne vous étonnez donc plus de la puissance de la lumière, de sa nécessité pour la vie générale, de son utilité dans la lutte contre les infiniment petits aussi bien que dans la germination et la vie des êtres. C'est cette lumière, encore, qui nous permet de reconnaître des étoiles dont l'éclat n'a pu nous parvenir qu'après des centaines de mille ans d'existence en raison de leur éloignement de nous. Vraiment l'homme, en tant qu'homme, est bien peu de chose en face des infinis créés dans l'espace, vis-à-vis du monde dont on ne voit point le terme, et des « si petits » qu'il faut grossir à l'ultra-microscope pour en avoir une vague idée. Et le plus remarquable est qu'on ne sait quelle il faut le plus admirer, de la perfection du plus petit ou de celle du plus grand ; à côté de beaucoup d'autres raisons de croire en Dieu, ce seul énoncé devrait faire jaillir de toutes les poitrines un véhément : *Credo.*

Puisque nous parlons de la création, qu'incidemment il me soit permis d'appeler l'attention sur la valeur du mot « iom » employé par Moïse : il est ordinairement traduit par jour, alors qu'il désigne une période tout à fait indéterminée. Cette digression n'enlève rien aux harmonies créatrices.

L'air s'obscurcit souvent, en dehors de la vaporisation de l'eau, par de véritables crasses ; celles-ci ont des origines multiples, mais on les remarque au-dessus des usines, des hauts-fourneaux, des centres industriels. Elles contiennent surtout des particules de charbon : une aviatrice, en juin 1920, montant à 6.500 mètres au-dessus du sol, a comparé la « crasse de Paris » à un énorme champignon voilant la cité ; la « crasse de Caen » est moins marquée dans les airs : je ne dis rien du sol!!!! On a observé que, dans toute région où prédominent des fumées industrielles, le froid est moins intense : la « crasse » fait écran pour le rayonnement du calorique terrestre en nous rendant une partie de ce qu'elle reçoit.

En dehors des poussières et des crasses, l'air tient toujours en suspension entre ses propres molécules des molécules aqueuses à l'état de vapeur ; cette vapeur est transparente comme l'air et, par conséquent, invisible ; la quantité de vapeur d'eau ainsi tenue en suspension varie avec la température. Lorsque celle-ci vient à baisser, cette vapeur se condense ; mais l'air interposé entre les molécules de vapeur aqueuse opposant un certain obstacle à leur réunion immédiate, la vapeur d'eau prend la forme de petits globules extrêmement fins, parfaitement visibles ; ces globules, séparés par des couches d'air, restent en suspension dans l'atmosphère ; c'est de là que naissent les nuages et les brouillards : les nuages, quand cette condensation de la vapeur d'eau s'effectue dans les hautes régions atmosphériques, — les brouillards, quand elle a lieu dans les couches d'air plus rapprochées de nous. Si l'on y ajoute les particules « crassines » propres à chaque lieu, on peut se rendre compte des qualités de l'air respirable. Un mot encore de la « crasse de Paris » : c'est elle qui fait la boue noire et gluante de la capitale, et bien spéciale à ce foyer cérébral et industriel.

L'atmosphère, comme tout le reste du monde, est toujours en travail-mouvement. En effet, les variations de densité produites dans les différents points de la masse d'air par l'action de la chaleur solaire inégalement répartie sur la surface du globe sont l'origine des vents. Et ceux-ci exercent l'influence la plus puissante sur la température, sur la végétation et sur la santé de l'homme : l'atmosphère est nettoyée, purifiée par le vent dispersant dans l'espace les miasmes délétères accumulés à la surface du sol ; en revanche, il transporte aussi les microbes des maladies : c'est ainsi que la grippe franchit 50 kilomètres en quelques minutes ; son microbe-filtrant est propagé sur l'aile d'Eole !

Tout en ce monde est vibration : l'air a ses ondulations comme la lumière. Celle-ci a une vitesse de propagation de 302.000 kilomètres par seconde ; la vitesse de transmission du son, toujours par vibrations, au travers de l'air est de 340 mètres à la seconde, dans l'eau de 1435 mètres en le même temps. Les ondes sonores et les ondes lumineuses sont réfléchies par les obstacles : le son, dû à la vibration élastique de l'air, n'est pas transmis par le vide ; la lumière se propage au travers du vide.

Sans la lumière, l'homme, les animaux et les végétaux s'étiolent et dégénèrent ; c'est la mort, s'ils sont privés d'air.

L'ÉCLAIRAGE ET LES YEUX

L'éclairage idéal, causant le minimum de fatigue oculaire, est la lumière solaire. Tous les autres sont artificiels ; dans l'origine, l'homme n'eut pour s'éclairer que de simples éclats de bois enflammés, des débris de plantes sèches, ou les branches des arbres résineux dont il formait des torches. L'huile et la cire furent appliquées de bonne heure à l'éclairage : les Hébreux, les Égyptiens, les peuples de l'Inde et de la Haute-Asie connurent dès la plus haute antiquité l'usage des lampes. Fort simples quant à leur appareil, puisqu'elles ne se composaient que d'un vase plein d'huile dans lequel plongeait une mèche longue, elles restèrent longtemps sans être perfectionnées. Ce ne fut que vers 1789 qu'Argant, physicien et médecin de Genève, introduisit les mèches cylindriques, à double courant d'air ; le public attribua cette invention à l'un de ses ouvriers, nommé Quinquet, d'où le nom de " quinquets " que portent les lampes de l'ancien modèle munies de ces mèches. Dans toutes ces lampes, la matière éclairante était l'huile ; plus récemment on utilisa l'huile de naphte sous le nom de pétrole : comme on ne connaissait en France qu'une seule source de pétrole située à Gabian, près de Pézenas (Hérault), on nomme encore le produit de distillation du naphte : huile de Gabian ; cette source fut découverte en 1608.

Les chandelles de suif furent inventées en Angleterre au XIIᵉ siècle, mais ne s'introduisirent en France que sous Charles V ; la matière était autrefois de résine et de suif ; au XIXᵉ siècle, les chandelles furent faites de mélange égal de suif de bœuf et de suif de mouton auquel on ajoutait soit de la fécule de marrons d'Inde, soit de la cire. Jusqu'à ces dernières années encore, on en fit une consommation considérable, concurremment avec la bougie. Celle-ci ne diffère de la chandelle que par la matière : elle est toute de cire, tandis que la chandelle est essentiellement de suif. L'usage des bougies de cire ne fut introduit en Europe qu'au VIIIᵉ siècle par les Vénitiens, qui l'avaient emprunté de l'Orient ; la cire est plus éclairante que le suif.

L'éclairage des villes se fait à l'huile, au gaz, à l'électricité ; le premier établissement des lanternes en France ne date que de 1667 ; l'invention des réverbères, ou lanternes à réflecteur, eut lieu vers le milieu du siècle suivant. — Le gaz d'éclairage, découvert en 1785 par François Lebon, fut utilisé pour la première fois par les Anglais ; il ne commença à être employé à Paris que vers 1818. Il est dû à la distillation de la houille, de la tourbe, des schistes bitumeux : un kilogramme de houille peut donner jusqu'à 300 litres de gaz. Le gaz d'éclairage est un oxydant énergique des cuivres ; son emploi offre quelques dangers : si la fermeture des conduits n'est pas absolue, la mort est apportée dans les appartements par les fuites ; d'un autre côté, si l'on pénètre avec une bougie ou une lampe dans un endroit fermé et rempli de gaz, il y a explosion, souvent incendie.

Le meilleur éclairant est l'électricité, sans parler de la rapidité de sa transmission qui atteint 310.000 kilomètres à la seconde ; c'est aussi un précieux adjuvant dans certains traitements médicaux. Sa lumière est claire, violente si on la fixe ; on se sert actuellement, en guise de lampes, d'ampoules affectant toutes les formes : celle qui dépense le moins pour un excellent éclairage est la lampe 1/2 Watt ; le filament serait contenu dans une ampoule remplie d'azote, à l'exclusion de tout autre gaz.

L'organe, qui nous permet la vision, est influencé par les origines lumineuses ; celles-ci fatiguent plus ou moins l'œil, et ce serait toute une étude médicale à entreprendre, sortant de notre sujet. — L'œil peut être considéré comme une chambre noire tapissée par la rétine, sur laquelle le cristallin fait converger les rayons lumineux. Tout se passe à ravir lorsque le foyer de la lentille-cristallin est exactement sur la rétine : c'est le cas chez l'*emmétrope* ; mais souvent les yeux présentent des anomalies de réfraction, d'où myopie, hypermétropie, astigmatisme : le myope converge les rayons en avant de la rétine, l'hypermétrope en arrière, l'astigmate en toutes directions, en avant et en arrière et même certains sur la rétine. La presbytie est due au vieillissement du cristallin rendant la lentille moins souple et, par là même, troublant la réfraction. On peut être à la fois myope et presbyte, et je m'explique : soient deux points A et B, A étant le « *remotum* », c'est-à-dire le plus éloigné, — B le « *proximum* », c'est-à-dire le plus rapproché où l'œil ait

3*

une vision nette. Le « *remotum* » ne varie pas : c'est la vision avec cristallin au repos ; mais le « *proximum* », très rapproché chez le myope, s'éloigne par l'effet de la presbytie, puisque ce « *proximum* » est dû à la plus forte courbure cristallinienne. Le point B, chez le presbyte, se rapproche de A ; on peut donc être myope et presbyte, mais la vision est plus réduite dans son étendue.

Les questions des perceptions visuelles et celles de visibilité ont une importance considérable ; l'hygiène fait la visibilité par la lumière, s'occupe de perceptions visuelles en corrigeant les vices de réfraction par des verres appropriés : pour la myopie biconcaves, pour l'hypermétropie et la presbytie biconvexes, pour l'astigmatisme cylindriques. Si j'ajoute qu'on peut être myope et astigmate dans certains secteurs de l'œil, hypermétrope et astigmate dans d'autres, on voit toutes les combinaisons d'astigmatismes réguliers ou irréguliers qu'on peut envisager. Pour bien comprendre ces faits il suffit de regarder une sphère de courbures très variées dans sa circonférence : les rayons solaires seront déviés en pinceau à multiples foyers ; il en est de même pour la réfraction oculaire.

Les rayons lumineux ne se réfractent pas seulement au travers des milieux de l'œil, mais encore au travers d'une multitude de corps, l'eau en particulier, et ces rayons sont parfois nuisibles : si vous trempez la moitié de votre main dans l'eau par un beau jour d'été et que vous l'exposiez au soleil, vous aurez rougeur intense, picotements. etc..., un coup de soleil enfin. Ceci prouve que des meilleures choses il ne faut abuser !

CHAUFFAGE, TOURBE et CANCER

On se chauffe avec le bois, la houille, la tourbe. le pétrole, et aussi avec le gaz, la vapeur, l'électricité.

Le bois est pour l'homme une matière précieuse qu'il emploie, suivant ses diverses qualités. à une infinité d'usages : les essences les plus dures et les plus pesantes, telles que le chêne, le hêtre, le charme, etc..., sont les meilleures pour le chauffage ; les bois blancs, qui donnent en brûlant beaucoup de flamme, sont recherchés pour les fours à pain.

La houille est le combustible le plus abondant et le plus prisé pour toutes les industries qui ont besoin de produire une haute température: à poids égal, elle donne une chaleur plus considérable que le bois. Elle s'allume assez facilement et brûle avec une flamme jaune accompagnée d'une fumée noire, en laissant beaucoup de cendres.

La tourbe brûle facilement avec ou sans flamme, mais dégage une odeur particulière ; elle donne un charbon plus durable que le charbon de bois et, aussi, laisse beaucoup de cendres. La houille est préférable à la tourbe pour le chauffage, mais la rareté actuelle de la première doit inciter à user de la seconde. Les gisements de tourbe occupent des espaces immenses dans les parties basses de nos continents ; au-dessus d'eux il s'est formé des couches de sable et de limon qui ont suffi pour donner naissance à de belles prairies : la plupart de celles de Normandie sont sur la tourbe.

Un médecin anglais, Henry Bennett. attribue à la fumée de charbon une influence sur le développement du cancer ; chacun sait, en outre, qu'il existe un cancer dit des ramoneurs : le ramonage à la main, à l'aide d'une raclette, est particulièrement dangereux, car la suie est composée de fines particules de charbon, formant environ le tiers de son poids, et d'huiles empyreumatiques. Comme contre-partie, utilisée dans la teinture, la suie donne aux tissus une couleur fauve très solide. Ici, comme partout, on trouve le bien à côté du mal. — La tourbe donne les mêmes résultats, et le docteur Bilhaut cite de nombreux cancers de cette origine dans la Somme, pays de tourbières ; il appelle spécialement l'attention sur les dangers de la chaufferette en terre, appelée *couvet*, que l'on garnit de tourbe en ignition : l'épithelioma de la peau des cuisses est commun en ces conditions.

Le pétrole est utilisable en chauffage avec des poëles spéciaux ; un des inconvénients est son odeur marquée. On peut dire de façon générale que toute matière génératrice de lumière est aussi génératrice de calorique ; c'est le cas pour le pétrole, le gaz et l'électricité ; on fait ordinairement brûler le gaz sur l'amiante ; le feu en est joli. Avec l'électricité, on est arrivé à de fort beaux résultats en branchant des appareils spéciaux sur les « fils moteurs » : c'est coquet, d'une propreté absolue, s'allumant et s'éteignant à volonté et instantanément.

On utilise encore soit la vapeur d'eau, soit l'air chauffé ; l'un et l'autre moyen demandent une chambre de chauffe et des tuyaux de conduite ; l'air ambiant chauffé par ces méthodes est desséché, désagréable à la respiration. Les tuyaux des calorifères sont en terre, en fonte ou en cuivre ; dans les habitations, les tuyaux de fonte sont préférables au tuyautage en cuivre, qui porte une odeur autre que celle de rose.

L'air chaud, le gaz, la vapeur, l'électricité ont l'avantage de pouvoir être utilisés à tous étages sans dépense de forces humaines.

Si le chauffage est une chose bonne, surtout par temps froid, il faut avoir défiance de l'air confiné, et trop de personnes ont tendance à clore quasi-hermétiquement toutes les ouvertures ; vivez plutôt dans les courants d'air, dont il n'y a rien à craindre tant que vous n'êtes pas en transpiration. Dans les appartements, toutefois, les cheminées font office de ventilateurs ; mais si l'on use de pétrole, de gaz, d'électricité pour se chauffer, où sont les moyens d'aération ?... A défaut de cheminées ventilatrices, on peut adapter à la vitre d'une fenêtre un petit cercle de métal, muni de lames concentriques et placées obliquement, de telle manière que la différence de densité qui existe entre l'air du dehors et celui du dedans suffit pour faire tourner le cercle et introduire ainsi dans la pièce habitée une notable quantité d'air pur. Un moyen très simple de venlation, d'une robustesse à toute épreuve c'est le carreau de

Castaing, ornant toutes les fenêtres des casernes ; il affecte la forme ci-contre : c'est, en somme, un double verre dont chaque lame est séparée par un intervalle de quelques millimètres ; l'une de ces lames est scellée à la traverse supérieure de la croisée, l'autre à la traverse inférieure, le bord opposé de chaque « lame fixée » laissé libre. L'air pénètre par l'ouverture inférieure du premier carreau pour arriver dans la chambre par l'ouverture supérieure du second. Le soldat ne respecte pas outre mesure l'hygiène ; collégiens et collégiennes préfèrent « cuire dans leur jus » plutôt que recevoir douche d'air froid. Le « carreau du médecin-principal Castaing » doit être appliqué sans rémission dans toutes les salles ou les appartements où se confinent enfants, soldats et même beaucoup de grandes personnes.

Pensez souvent à la révolution que je voudrais porter dans le traitement de l'air confiné, le *courant d'air* sagement appliqué : c'est le moyen par excellence de vivre longtemps ! ! !

Les PRODUITS de DÉSASSIMILATION et les EAUX RÉSIDUAIRES

Les principes nutritifs, bien préparés par les sécrétions digestives, sont absorbés et utilisés pour entretenir et réparer la machine humaine ; mais tout ce qui est aliment ou boisson n'est pas entièrement brûlé par l'économie, d'où naissance de produits de désassimilation ou de non absorption souvent toxiques : c'est le propre de tout ce qui est évacué du corps de l'homme par les émonctoires naturels. Ces résidus varient selon la nature des aliments, l'état de santé ou de maladie. Les produits excrétés sont liquides, gazeux ou solides ; parmi les premiers, il faut citer les sueurs et l'urine. Dans l'état sain, la transpiration se présente sous l'aspect d'une humeur aqueuse, incolore, d'une odeur particulière à chaque personne et plus ou moins forte, d'une saveur salée ; chimiquement elle est formée d'acide acétique, d'un peu de matière animale, de chlorhydrate de soude et de potasse, d'un atome de phosphate terreux et d'oxyde de fer. Certaines personnes sont incommodées de sueurs habituelles circonscrites à certaines parties du corps ; contrairement à l'opinion vulgaire, il faut chercher à les supprimer : cette suppression ne fait courir aucun danger à la santé.

Un rôle analogue à la transpiration est joué par l'urine, c'est-à-dire débarrasser l'économie de matières qui pourraient lui être nuisibles. L'aspect et la composition de l'urine varient suivant les personnes, l'état de santé ou de maladie ; fortement acide à l'émission chez les personnes saines, elle devient alcaline en se putréfiant et répand alors une odeur ammoniacale ; elle est modifiée par la nature des aliments ingérés. Les vases qui la contiennent doivent être rapidement enlevés des chambres, nettoyés à grande eau ou à l'eau savonneuse et même aux cristaux de soude.

Les substances alimentaires, introduites dans le corps des animaux, y subissent une élaboration qui les partage en deux portions, de destination essentiellement différente : l'une servant à la réparation de ce corps, l'autre destinée à être rejetée au dehors. La durée *totale* de la digestion peut être évaluée à 18 heures environ ; si l'estomac ou les intestins sont troublés dans leur état physiologique et qu'il apparaisse constipation ou diarrhée, il faut en hâte y remédier, et ceci est du ressort de la médecine. Une bonne hygiène générale entretient de bonnes conditions de digestion. L'ultime action digestive se traduit par une fétidité plus ou moins marquée suivant les aliments et la régularité des selles ; celles-ci sont composées d'eau, de débris de substances animales ou végétales non|digestibles, de bile, d'albumines, d'une matière extractive particulière et de quelques sels. Etant donnée l'importance de ces évacuations pour la santé, il est bon de se présenter à heures régulières à la garde-robe, et d'user au besoin de médicaments appropriés. — La médecine a tiré parti de l'inspection des matières excrémentitielles pour aider au diagnostic des maladies.

Tous ces produits d'excrétions nécessitent souvent dans leurs réceptacles des procédés de désinfection adaptés au moment : ainsi, le sulfate de zinc, le charbon et le lusoforme neutralisent les émanations des fosses d'aisance ; l'alun détruit l'odeur ammoniacale de l'urine ; l'hypochlorite de chaux dissipe parfaitement l'odeur des matières animales putréfiées, etc... Par le jeu de la respiration, de l'acide carbonique peut s'accumuler dans les pièces habitées, sans compter la pollution par les infiniment petits :. une dissolution de potasse absorbe ce gaz.

L'un des services de voirie le plus important au point de vue de la salubrité publique est la vidange de tous ces produits de désassimilation et la défense des cours d'eau, des sources et des puits. Chez les anciens, ce service était considéré comme une espèce de supplice auquel on condamnait les criminels ; ce sont, actuellement, de puissantes sociétés qui vaquent à cet assainissement, et leur exploitation est souvent avantageuse pour les agglomérations. A Paris, on peut considérer le système d'écoulement des eaux résiduaires comme excellent : tout file à l'égout pour être déversé sur la plaine de Gennevilliers ; le terrain y était jadis sans valeur ; aujourd'hui, une culture maraîchère intense y est poursuivie. Je recommande la visite des égouts parisiens pour l'instruction hygiénique ; une autorisation est nécessaire pour parcourir « en bateau » les canaux souterrains de la cité.

Les Romains avaient déjà établi des travaux remarquables en ce genre : c'étaient des aqueducs voûtés et souterrains destinés à l'écoulement des eaux pluviales et des immondices ; on connaît sous le nom de *cloaca maxima* les égouts commencés à Rome par Tarquin l'Ancien et achevés par Tarquin le Superbe ; ils étaient fort larges et furent si solidement construits que, pendant 700 ans, ils n'eurent pas besoin de réparation : on en voit encore des vestiges.

LA RUE, LES MAISONS,
LES AGGLOMÉRATIONS

La disposition des rues est de grande importance pour la salubrité, pour la sécurité ainsi que pour la beauté des villes. Les gouvernements bien ordonnés l'ont partout assujettie à certaines règles pour l'alignement, le nettoyage, la largeur et quelquefois même pour la hauteur des maisons ; les premiers actes de l'autorité, en France, pour régulariser les constructions remontent à Henri IV, qui promulgua un édit sur ce sujet en 1607.

Dans les grandes villes, où se trouvent en quantité des maisons mal bâties et des quartiers privés d'air, il existe une foule de logements insalubres ; la loi du 13 avril 1850, complétée par les décrets du 22 janvier 1852 et 27 mars 1854, commença à armer les municipalités des moyens d'assainir ces logements. Il est fort regrettable que les murs de ces villes soient couverts trop souvent d'ordures imprimées ou de dessins immoraux : c'est là une question de salubrité morale plus importante encore que les autres parties de l'hygiène de la rue.

La distribution des maisons a varié : chez les anciens, surtout en Grèce, elles étaient partagées en deux appartements bien distincts, celui des hommes situé au rez-de-chaussée, celui des femmes au premier étage ou dans la partie la plus reculée du rez-de-chaussée. Le harem des musulmans offre une disposition analogue. Les maisons doivent être munies de fenêtres larges et nombreuses, et autant que possible exposées par leurs deux faces à l'est et à l'ouest afin de permettre la pénétration solaire. Les cheminées doivent avoir un bon tirage.

La réunion des maisons forme le village, le bourg, la cité, et les villes doivent leur origine aux habitations primitivement agglomérées autour d'une ferme (*villa* en latin) ; le nettoyage des rues, l'enlèvement des immondices, est une des grosses préoccupations de ces agglomérations lorsqu'elles sont privées d'égouts ou quand elles en sont munies

de manière insuffisante. Le type de la ville sale est Caen :
ceci dit, toute description est inutile.

La pollution des terrains et des eaux est un grave danger
pour ces agglomérations ; elle fut génératrice d'épidémies à
multiples répétitions et à grosse mortalité dans la ville de
Rennes et dans l'Athènes (?) normande : la capitale bretonne
est assainie actuellement, malgré le mauvais renom du
fleuve qui la traverse ; à Caen, presque tout est encore à
faire et je crois que, seul, le feu est capable de régénérer
toute la partie basse : ce n'est malheureusement pas un
moyen applicable. Vire a été nettoyée par un maire « faisant
des cuirs et des velours », mais aussi de bonne besogne.

Les eaux, qui traversent des terrains contenant des matières organiques vieillies et chargées de toxines, charrient
toutes les impuretés solubles ; celles-ci, ingérées, sont cause
de maladies graves, souvent de mort, chez les hommes et
aussi sur les animaux.

Le type de la voie sans hygiène est la rue du Jerzual, à
Dinan : vieilles maisons branlantes dont les étages sur-
plombent la rue en avant du rez-de-chaussée et empêchent
le soleil de pénétrer ; dépression au milieu de la chaussée
agglomérant tous les résidus liquides en un ruisselet qui se
rend en chantant à la Rance. Aussi, à quelles émanations
est soumis le sens de l'olfaction ! Retenez que la propreté
sent-bon, mais que la saleté pue !

En outre des causes naturelles d'infection, il semble que
l'homme prenne plaisir à accumuler les foyers de pestilence.
Les usines traitant les matériaux les moins hygiéniques
aussi bien que celles donnant naissance à des produits
nocifs déversés dans l'air ou les eaux, se multiplient autour
de nous et quelquefois même au centre des agglomérations.
— Enfin, le paysan quitte la charrue pour venir se brûler
les ailes à la ville et s'infecter en un milieu si différent de
la campagne. Je sais fort bien qu'aux champs tout n'est pas
suivant les règles de l'hygiène : le fumier dans la cour et
tant d'autres choses contraires aux dites lois!!! Mais le
citadin, à force de vivre en milieu malsain, est quelque peu
vacciné contre les poisons matériels, tandis que le déraciné
du hameau est la proie facile des microbes.

Et encore, pour qui fréquente les diverses classes de la
cité, que de tristesses morales, que d'idées saugrenues
implantées dans de débiles cerveaux ! L'avenir est bien
sombre pour la santé du corps aussi bien que pour celle de
l'âme !

LES MICRO-ORGANISMES ET LES PARASITES

L'homme et les animaux ont des ennemis de toutes tailles, depuis le microbe jusqu'aux parasites. Quelques mots sur ces différents êtres donneront une idée de leur personnalité et de leurs mœurs. Tout d'abord, parlons des micro-organismes : les uns sont utiles ou anodins et on les appelle saprophytes ; les autres causent maladies graves par eux-mêmes ou par leurs poisons. Au nombre de ces derniers il faut citer : le bacille du choléra, le bacille de la peste, le bacille « Coli Commune », le bacille d'Eberth, le bacille de Loëffler, le staphylocoque, le streptocoque, le bacille de la tuberculose, le pneumocoque, le bacille du tétanos, du charbon, de la morve et l'actinomycose. La vaccination bactérienne contre les maladies consiste à inoculer au malade de faibles doses de bactéries de même nature que celles qui déterminent l'affection.

Le bacille du choléra, ou bacille virgule de Koch, doit être recherché dans une eau suspecte ou dans les selles des cholériques : c'est un petit bâtonnet recourbé en virgule (d'où son nom) et terminé par un cil vibratile lui donnant une extrême souplesse. — Le bacille de la peste fut découvert en 1894 par Yersin, en France, et par Kitasato, au Japon : c'est un bâtonnet très court, trapu, semblant plus clair en son centre ; on l'a surtout recherché à l'aide d'une seringue dont l'aiguille pénètre dans un bubon de pestiféré, et par laquelle on aspire un peu de sérosité. — Le bacille « Coli Commune » est allongé, de largeur trois fois moindre que la longueur ; il présente beaucoup de ressemblance avec le bacille d'Eberth, et on le trouve surtout dans l'intestin, dans les matières fécales et dans l'eau de boisson. On l'a considéré longtemps comme un hôte intestinal inoffensif ; de nos jours, on tend à l'assimiler au bacille d'Eberth ou bacille de la fièvre typhoïde ; ce ne serait qu'une des formes de ce dernier qui, de même contexture que le bacille Coli Commune, est en plus pourvu de cils vibratiles. L'une et l'autre forme microbienne se rencontrent dans les selles des malades atteints de fièvre typhoïde. — Le bacille de Loëffler se trouve dans les fausses membranes de l'angine couënneuse ou diphtérie ; ce sont des bâtonnets assez longs, généralement séparés, souvent en forme de V, renflés à chacune de leurs extrémités. — Les abcès, anthrax, furoncles ont pour origine des colonies de staphylocoques ; ils se présentent sous la forme de points arrondis groupés en grappes, et on les trouve surtout dans le pus et aussi dans l'air et dans l'eau. — Le streptocoque est l'agent de plusieurs maladies infectieuses, telles que l'érysipèle, etc., et même de l'ulcère de l'estomac ; on le rencontre dans les sérosités, dans le pus, dans le sang, dans l'eau même ; il se présente, lui aussi, sous forme de points arrondis, mais réunis en chaînettes généralement longues et flexueuses. — Le bacille de la tuberculose ou bacille de Koch ne se trouve guère que dans les crachats des malades atteints de tuberculose pulmonaire ; ce sont des bâtonnets droits, fins, réunis parfois en amas. A un mètre de distance de la bouche d'un poitrinaire, on peut prendre soi-même ce microbe et craindre la phtisie. — Le pneumocoque vit normalement dans la bouche où 25 autres bactéries lui tiennent compagnie ; c'est le microbe de la pneumonie, gros bacille, ovale, en forme de grain de blé ; généralement, ils sont deux à deux, entourés d'une capsule incolore, et se regardent par leurs extrémités. — Le bacille du charbon, si souvent transmis par les mouches charbonneuses, fit l'objet des premières études microbiennes de Pasteur ; ce sont des bâtonnets épais, souvent réunis bout à bout en forme de filaments ; ces filaments s'entrecroisent parfois, formant une masse ressemblant à un fagot. On cite des champs où les animaux domestiques prennent cette terrible maladie pendant une série d'années. La raison est la suivante : on a enterré assez profondément des animaux morts du charbon, mais les vers de terre ont enfoui à cette profondeur les feuilles sèches trouvées à la surface de la terre ; ce sont de véritables fossoyeurs. Ces fossoyeurs remontent ensuite jusqu'au sol et y apportent de l'humus ; ils amènent ainsi des tonnes de terre et replacent au pied des plantes et sur le sol le microbe du charbon. Les microorganismes sont si résistants qu'on en retrouve vivants dans les Pyramides d'Egypte et dans de vieux papyrus où ils sommeillaient depuis 20 et 25 siècles ; ne nous étonnons donc pas de retrouver active sur le sol la bactérie charbonneuse enfouie avec l'animal qu'elle tua, et ceci explique que le même tertre reste si longtemps nocif pour l'homme et les animaux. — Le bacille du tétanos se trouve surtout dans les lieux fréquentés par les chevaux, lesquels le portent normalement ; d'où le danger des érosions aux mains pour ceux qui approchent ces quadrupèdes. C'est un bacille long, fin, terminé généralement par une spore, ce qui lui donne l'aspect d'une baguette de tambour. — La morve du cheval, très transmissible à l'homme, a pour auteur un microbe que l'on recherche dans le *jetage* des animaux atteints de la maladie ; ce sont des bâtonnets mobiles de la forme de ceux de Koch, mais plus épais, et quelquefois en forme de chapelets et d'autres fois de filaments. — L'actinomycose est une maladie due à un champignon, *l'actinomyces*, qui siège surtout sur les gencives et sur la langue, où elle apparaît sous la forme de tumeurs microscopiques, de grains jaunâtres. Ces champignons se présentent sous le microscope sous forme de filaments mycéliens terminés en poire et enchevêtrés.

Il est tant parlé de microbes et de leurs toxines qu'il m'a paru utile de dire quelques mots de nos ennemis les plus... chers ! Ce ne sont que des pygmées, mais très redoutables. Il existe, en outre, des parasites de l'homme ou des animaux qu'on peut dire gigantesques si on les compare aux bactéries : ce sont les entozoaires et les épizoaires. Parmi les premiers sont les vers intestinaux : tœnias, ascarides, oxyures, etc..., pour lesquels il faut recourir au médecin. On accuse actuellement les vers intestinaux d'être les responsables de l'appendicite, et surtout les oxyures ; or, l'appendicite frappe indistinctement toutes les classes de la société, les oxyures étant le fléau des pauvres comme des riches, et c'est une maladie « si à la mode » qu'il est bon de connaître une de ses origines. Les seconds comprennent le pou, la puce, la punaise, les tiques ou ricins, les acares et les mites. Les poux se multiplient avec une prodigieuse rapidité ; on a calculé qu'un seul individu pouvait, en deux mois, produire 18.000 petits ; l'huile camphrée les détruit. La puce n'est inconnue de personne ; elle est munie de pattes épineuses, longues, fortes, surtout celles de derrière, ce qui permet à l'insecte de faire des bonds extraordinaires pour sa taille : la poudre de pyrèthre aide à s'en débarrasser. La punaise infeste les habitations ; cachée pendant le jour dans les papiers de tenture, dans les fissures des murailles et des boiseries, dans les sangles des lits, dans les plis des rideaux, etc., elle en sort la nuit, se dirige vers les personnes endormies et, après s'être gorgée de sang, regagne sa retraite avec le jour. Cet insecte peut vivre très longtemps, même une année, sans prendre de nourriture : on conçoit ce que doit être son appétit après semblable carême ! Pour s'en débarrasser, laver les bois de lit au pétrole et brûler en pièce fermée une cartouche de formol. — Les tiques ou ricins sucent le sang des animaux ou des oiseaux ; ils sont pour la gent ailée ce que le pou est pour le quadrupède, des parasites incommodes et rongeurs. — Les acares se trouvent dans les substances qui subissent quelque altération, notamment dans la farine, le vieux fromage, etc... ; le plus connu est l'acare de la gale, signalé dès le XVIe siècle. — La mite est minuscule de taille, mais produit des effets désastreux sur les fourrures et les vêtements de laine ; on trouve des préservatifs dans le camphre et surtout dans les savons arsenicaux. Les mites n'aiment ni la lumière solaire ni le courant d'air !

Les quelques lignes consacrées aux micro-organismes et aux parasites sont loin de faire connaître la totalité des ennemis de l'homme et des produits alimentaires ou vestimentaires. Cela suffit, cependant, pour donner une idée superficielle de ce petit monde.

LES HOTES DE LA MAISON ET DES CHAMPS

Ils sont multiples, mais quelques-uns surtout évoluent dans le sillage et souvent dans la demeure de l'homme ; ils ont tous leur raison de vivre, mais peuvent être utiles ou nuisibles. L'une des bêtes préférée et préférable est le chien, dont l'attachement au maître est proverbial ; c'est un animal ayant l'odorat très fin et l'ouïe délicate ; l'une de ses espèces, le fox, chasse le rat. Tout le monde connaît cet être aussi bien que son ennemi, le chat. Celui-ci est un être irritable, nerveux, ne s'attachant qu'à sa maison, mais faisant une guerre sans merci aux souris et aux rats ; il est doué d'une patience à toute épreuve lorsqu'il attend sa proie ; il ferme une paupière, tenant l'autre entr'ouverte : il ne dort que d'un œil ! Aussi, rats et souris l'observent avec anxiété ; les rats sont omnivores, très voraces et essentiellement destructeurs. Leur sœur, la souris, infeste les maisons et y ronge tout ce qu'elle rencontre ; timide et craintive, elle se familiarise aisément. — Le mulot, du genre rat, se trouve dans les forêts, les champs, les tas de paille : il cause les plus grands dégâts en dévorant les grains et les racines ; les mulots arrivent ordinairement en nombre prodigieux, désolent une contrée pendant plusieurs années et disparaissent ensuite, tout à coup, pour aller ravager d'autres pays. — Le surmulot est un animal long de vingt centimètres, plus vorace encore que le rat, dont il forme une espèce ; il pullule dans les fermes et les granges depuis une trentaine d'années, et aurait été introduit en France par des navires revenant du Nord avec des chargements de bois. Tous ces êtres sont détruits par la noix vomique et le phosphore : ils se mangent même entre eux.

Les oiseaux domestiques sont attaqués par eux ; le poulet ne peut fuir assez vite ; le canard et l'oie sont poursuivis jusque dans les étangs par ces rongeurs. La poule est une indiscrète petite bête, qui chante dès qu'elle a pondu : elle invite ainsi l'homme à aller à son nid pour s'emparer de ses œufs ; elle est sujette à la *pépie* : c'est une fausse membrane diphtérique couvrant toute la langue ; beaucoup d'épidémies humaines de croup ont cette origine. — L'oie a la réputation imméritée de stupidité : elle se déplace, il est vrai, avec un tel air de « nouvelle riche » qu'elle prête au sourire ; mais elle est vigilante et pas plus sotte qu'une autre bête ; tout le monde connaît l'histoire des *Oies du Capitole*, qui sauvèrent Rome au temps de Manlius ! — Le canard a une marche embarrassée, mais il vole avec rapidité et quelquefois extrèmement haut ; c'est un excellent nageur qui trouve sa nourriture dans l'eau ; il déambule sans grâce, mais sa chair est délicate.

Quant au bœuf, c'est un animal lourd, naturellement doux et patient ; mais, irrité et furieux, il devient redoutable : jamais il ne recule devant le danger. — Le cheval est plus nerveux ; mais l'âne était estimé chez les peuples de l'Orient à l'égal du cheval : c'est encore, à l'heure actuelle, chez quelques-uns, la monture des gens de condition.

On a fait au porc la réputation d'un être malpropre : l'observation de cet animal prouve qu'il aime s'ébattre dans l'eau, et ce n'est qu'à défaut d'onde pure qn'il se vautre dans la fange. Il est fort disgracieux mais sa chair est fine, et l'élevage en est rémunérateur.

Un autre animal domestique a pris toute la grâce qui manque au porc, je veux parler de la chèvre ; elle est sautillante, capricante comme le dit son nom romain *capra*, et porte barbe au menton. Le lait de chèvre est excellent pour l'enfant ; en effet, la tuberculose n'a pas prise sur cet animal.

Chacun connaît les grimaces de messire Janot-Lapin ; sa chair est agréable et sa peau fait fureur pour la préparation d'écharpes ou manchons, prenant suivant la teinture tous les noms de fourrures, de la loutre au renard. La chair de lapin était défendue aux Juifs, comme celle de certaines parties du porc aux musulmans. Ces derniers, ne sachant plus quelle était la portion interdite, ont renoncé à goûter la viande de cet être repoussant.

Après avoir parlé de grandes et de petites bêtes, il suffira d'attirer l'attention sur les araignées et les mouches ; heureusement, les premières détruisent les secondes qui sont fort encombrantes et souvent dangereuses.

———

LES ANNEXES et les APPENDICES
de la MAISON

J'ai surtout en vue la maison sylvestre, entourée de verdure, située entre cour et jardin ; l'orientation idéale est Est-Ouest : une façade est éclairée par le soleil le matin, l'autre le soir. Souvent, à l'entrée s'étale le fumier, et sur les bords s'élèvent les écuries et les étables.

Le fumier gardé trop longtemps à l'étable ou à l'écurie empuantit l'air et blanchit ; cette couleur est due aux moisissures ; il faut le sortir, le mettre en tas et le recouvrir de terre argileuse ou marneuse, en ajoutant quelques poignées de plâtre pour mieux y fixer le carbonate d'ammoniaque qui tend à s'en dégager. Les personnes de la ferme emportent à leurs semelles de quoi infecter tout ce que touchent les chaussures. En outre, souvent la partie liquide du fumier s'en va à la mare voisine où elle pollue l'eau. Les boues de la cour peuvent, en revanche, être : 1° un amendement pour les champs, parce qu'elles contiennent souvent du sable propre à diviser les terres fortes, et 2° un engrais, parce qu'elles contiennent beaucoup de matières végétales et animalisées.

Une bonne écurie doit être située en lieu sec, exposée au levant, facilement aérée pour l'été et à l'abri des vents d'hiver. Le jour doit venir d'en haut et frapper sur la croupe des chevaux, jamais sur les yeux. On doit y entretenir une grande propreté, enlever souvent le fumier et ménager un facile écoulement aux urines. Les étables demandent les mêmes précautions : les conditions principales de leur salubrité sont l'espace et le renouvellement de l'air.

Dès les temps les plus anciens, les jardins ont été un appendice de la demeure de l'homme. Homère vante les jardins d'Alcinoüs, et Virgile, en ses bucoliques, chante fleurs et miel. Tout l'Orient était idolâtre des jardins, qu'on nommait *paradis* en Perse ; l'ombre et l'eau étaient surtout ce qu'on cherchait dans ces pays brûlants. A Rome, Lucullus, le premier, donna le modèle d'un jardin à l'asiatique, vaste et boisé avec luxe ; les riches des siècles suivants le surpassèrent infiniment. Chez les modernes, Lenôtre créa l'art du jardinage en dessinant pour Louis XIV les superbes jardins des Tuileries et de Versailles ; il eut pour émule La Quintinie ; un duc d'Harcourt fut aussi fervent jardinier : il est l'auteur d'un bon traité.

L'horticulture est l'art de cultiver les jardins, d'établir les parterres, etc... ; la botanique est une science ayant pour objet la connaissance des végétaux et de leurs mœurs, alors que la zoologie traite de celle des animaux. Aristote parla de zoologie dans son *histoire* des animaux ; Théophraste, élève et ami d'Aristote, et plus tard Pline le naturaliste traitèrent des végétaux. La botanique et la zoologie furent longtemps négligées par les modernes, et il faut arriver aux Linné et Geoffroy-Saint-Hilaire pour en trouver de dignes interprètes.

Les arbrisseaux, les arbustes et les arbres égayent les jardins ; les seconds affectent la forme de buisson : tels sont certains rosiers, les bruyères, la vigne-vierge, la clématite, etc... Parmi les arbrisseaux, on rencontre l'aubépine, le cognassier, le néflier, le sureau, etc... Les arbres n'ont que plus haute taille et plus longue durée. La réunion de tous ces végétaux bien ordonnés fait le charme du jardin que les fleurs embaument ; les produits comestibles qu'il produit, s'ils n'en font l'ornement, en démontrent l'utilité alimentaire.

LE TRAVAIL ET LE SURMENAGE

Les économistes définissent le travail l' « *application des facultés de l'homme à la production* ». Les philosophes voient en lui le principal titre de la propriété légitime, la principale source de toute valeur. — Le travail se divise, comme les facultés d'où il émane, en travail physique et en travail intellectuel. Le premier est œuvre d'industrie qui peut être définie « l'art par lequel l'homme transforme et « approprie à son usage les matières premières que la « nature lui offre » ; et cette industrie est pratiquée aussi bien par le simple manœuvre bêchant, piochant, frappant l'enclume, etc... que par l'ouvrier d'art. Il peut exister surmenage physique, et on l'évite par entraînement progressif : le repos seul suffit pour remettre tout au point.

Le travail intellectuel met surtout en action le système nerveux central, le cerveau pour tout dire ; là encore, l'entraînement et les alternances d'acte et de repos sont effectives pour maintenir le bon fonctionnement. — Le surmenage intellectuel peut se traduire par la neurasthénie et même pousser à la vésanie (folie) les sujets à instabilité cérébrale due aux origines, aux antécédents familiaux. Aussi ne cesserai-je de répéter qu'il faut *mesure en tout*, si l'on ne veut voir les insuffisances organiques s'aggraver.

Retenons que, lorsque les fonctions sont irrémédiablement atteintes, physiques ou intellectuelles, la cachexie gagne progressivement, et avec l'individu, cerveau et muscles, meurt sa lignée.

C'est aussi à l'abus alimentaire qu'il convient de faire remonter la destruction des familles trop bien nourries du monde entier ; en présence de tels ravages, dont l'importance tant individuelle que sociale est incalculable, on comprend que l'abandon des régimes à prédominance carnée soit une impérieuse nécessité, car la viande est un aliment dangereux, trop excitant, trop toxique, qui pousse à l'hyper-fonctionnement et au surmenage des organes. En dehors de cet abus, celui des vins généreux. l'excès de travail intellectuel, le bien-être exagéré, la sédentarité, donnent les mêmes résultats ; la « sclérose » dérive du défaut d'élimination et de l'accumulation des déchets toxiques. Les organes surmenés ne font qu'imparfaitement l'acte pour lequel ils ont été créés.

En un mot, le surmenage conduit à la fatigue, la fatigue à l'insuffisance fonctionnelle, puis à la dégénérescence.

La vertu, d'après l'étymologie même du mot, est force et vaillance ; il ne dépend que de nous de faire partie de la hiérarchie des vertus, et d'atteindre même le 5e chœur des anges ! Le travail nous a été imposé après la chute d'Adam ; usons-en : il est salutaire à tous les points de vue. Quant au surmenage, aucune loi ne l'ordonne, la prudence l'interdit, et prudence est commencement de sagesse.

L'ENFANT

L'homme est tout entier dans l'enfant : aussi, que de soins moraux, d'attentions et de préoccupations de tout genre doit-il être l'objet. C'est si petit, si menu, que l'on se demande comment il n'est point cassé à tout propos. D'un autre côté, c'est le mouvement en personne ; il ignore tout, mais touche à tout, et ceci au moral comme au physique. Sa faiblesse fait sa force en face des parents et des entourants : c'est un tyran dans toute l'acception du terme.

Et, en raison même de sa malléabilité, de son défaut de résistance, il a besoin d'une hygiène suivie : en effet, c'est un être désarmé en tout et pour tout ; au physique, c'est l'animal le moins résistant du monde, mais il possède ce que la bête n'aura jamais, l'âme rationnelle, et c'est sa supériorité écrasante.

D'autres êtres naissent avec dents et griffes, tout prêts à prendre leur part au râtelier de la vie. L'enfant naît sans dents : les premières incisives n'apparaissent qu'à six mois et les dents de lait n'ont terminé leur éruption qu'à 18 mois : ceci explique quelle alimentation ce petit corps demande. — Les premiers mouvements de préhension, bien maladroits, se produisent vers le 4ᵉ mois et ne sont bien coordonnés que du sixième au septième, ce qui n'empêche pas bébé de porter ses menottes en deçà ou au-delà du but, rarement dessus. — Vers l'âge de trois mois, l'enfant commence à soutenir sa tête ; à cinq, il peut se tenir assis sur les bras de sa mère, mais il ne peut s'asseoir lui-même ou se tenir assis sans appui que vers huit ou neuf mois. — Il commence à se traîner à quatre pattes du dixième au douzième : ce n'est qu'à partir d'un an qu'il se décide à marcher seul. — Il articule des monosyllabes à la fin de la première année, prononce de petites phrases au bout de la deuxième, parvient à émettre de plus longs discours vers le milieu de la troisième et, à quatre ou cinq ans seulement, est capable

de tenir une conversation. Le chat, à cet âge, a déjà pris
et mangé bien des souris, mais le chat ne pense pas !

L'enfant est une cire molle gardant toutes les empreintes,
une fleur que la moindre brise délétère ternit ou fauche.
Gardez-le de tous les poisons.

LA MALADIE

Tous les êtres créés sont sujets à la maladie et celle-ci n'est autre qu'un trouble apporté à l'état normal de l'individu. De même qu'un grain de poussière détraque le mouvement des rouages d'une montre, de même les imprudences et les fautes contre l'hygiène amènent l'état de maladie.

Le corps humain peut être comparé à une machine perfectionnée et, comme celle-ci, il transforme un mouvement d'une nature et d'une vitesse données en un autre soumis également à des conditions connues. C'est ce qui a permis de dire avec raison : le mouvement, c'est la vie. Tout, en effet, se meut dans la nature, et tout aussi chez l'homme : sang, humeurs, fluide nerveux, etc..., etc... Devant la complexité de notre machinisme, le plus étrange est que les accrocs ne soient pas encore plus nombreux que dans la réalité.

L'état de maladie peut être considéré comme fonction de notre déchéance originelle, et des soins spéciaux d'hygiène sont nécessaires aux malades. Le repos, le calme, la lumière solaire, une propreté méticuleuse, une aération bien comprise, une température extérieure constante, souvent la privation d'aliments solides, plus souvent encore l'usage de boissons abondantes sont nécessaires à l'égrotant. La maladie produit en notre économie des toxines ou poisons qu'il faut diluer, éliminer dans la mesure où on le peut par diurèse, par les pores de la peau, par les intestins, etc... La saignée, qui jouissait jadis de la faveur de la gent médicale, et aujourd'hui peut-être trop abandonnée, soutirait au sang pas mal de ses impuretés : c'était de l'hygiène assez bien comprise ; je ne veux pourtant point revenir au temps de Molière, *saignare, purgare*, etc...! Les méthodes de traitement de nos maux doivent être moins simplistes ; mais ce n'est pas l'heure d'aborder un tel chapitre.

L'entourage des personnes souffrantes est lui-même tenu à des précautions hygiéniques destinées à ne point permettre la transmission des germes, les causes de l'affection. Là encore, une stricte propreté et des ablutions répétées sont indiquées. En outre, la fatigue est cause de diminution de résistance des individus aux infiniment petits : dans la mesure où le permet le devoir, évitons donc le surmenage autant que faire se peut. Se dévouer est chose belle et bonne, mais la santé peut en pâtir ; là, comme en tout, il faut juste mesure.

Les déchets organiques ne doivent point séjourner dans une chambre de malade, car le patient est à lui-même son propre poison. D'un autre côté, comme plusieurs toxiques, introduits en très petite quantité dans l'économie, ne font que modifier les propriétés vitales sans leur porter une atteinte funeste, on tire parti de quelques-uns dans le traitement des maladies, et ils deviennent, à petites doses, de très bons médicaments. C'est le cas de dire : il y a poison et poison.

L'ART MATÉRIEL DE VIVRE

L'art d'exercer le corps pour le fortifier jouait un rôle considérable dans l'éducation ancienne, surtout en Grèce, et particulièrement à Sparte. Négligée depuis la chute de la civilisation grecque, la gymnastique a été remise en honneur dès le début du XIXᵉ siècle. Cultivée d'abord en Angleterre, puis en Allemagne, elle est appliquée en Suède par le docteur Ling au traitement des maladies ; c'est de là que vient le nom de « gymnastique suédoise » ou Kinésithérapie.

Elle fut recommandée en France par Jauffret dès 1803, mais elle ne commença à être mise en pratique que vers 1818 par le colonel Amoros. De nos jours, le lieutenant de vaisseau Hébert en fut le protagoniste ardent. Ces exercices, bien dirigés, développent la vigueur, perfectionnent la stature et assurent la santé ; on l'employa même à l'hôpital des Enfants-Malades de la rue de Sèvres, à Paris, dans le traitement des petits scrofuleux, et l'on obtint des résultats satisfaisants par l'utilisation méthodique d'un certain nombre de mouvements.

L'entraînement et l'assouplissement en sont les conséquences. Certains exercices dilatent la poitrine et augmentent par là la capacité respiratoire ; d'autres travaillent spécialement un organe, une région et évitent la fatigue, augmentent la résistance individuelle. Si nos soldats de la Grande Guerre purent si longtemps tenir, il faut en faire honneur en grande partie aux goûts de sports si développés chez nous ; ils ne se ralentissent en rien dans la jeunesse de 1920 : la culture physique est même en progrès.

De la même manière que vous amendez la mémoire par la répétition d'exercices de l'esprit, de même les muscles, les articulations, tous les organes physiques profitent de l'entraînement par les exercices bien ordonnés et bien combinés. Il était de bon ton, il y a une cinquantaine d'années, de mépriser la gymnastique et tous les sports ; on préférait le corps engourdi et le cerveau surmené ; l'hygiène réelle prévoit l'équivalence du travail physique et du travail cérébral, et le vieux dicton latin reste toujours vrai : *Mens sana in corpore sano* Le jeu des divers organes s'en trouve bien.

Il existe un art matériel de vivre : lever tôt et coucher de bonne heure ! cela entretient en bon état le corps et l'esprit. Il n'est point besoin de chronomètre pour s'éveiller ou mesurer le temps ; les Arabes savent l'heure du jour à la seule inspection du ciel d'après la hauteur du soleil sur l'horizon ; les marins usent de procédés analogues, mais très scientifiques. Nous avons, en France, des oiseaux qui remplacent la montre : après le rossignol qui module presque toute la nuit, le pinson devance l'aurore et se fait entendre de une heure et demie à deux heures du matin. La fauvette à tête noire lui succède et chante de deux heures à deux heures et demie. La caille met en musique : « *Paye tes dettes ! Paye les dettes !* » de deux heures et demie à trois heures. La fauvette à ventre rouge fait entendre ses trilles de trois heures à trois heures et demie. Entre trois heures et demie et quatre heures et demie du matin, le merle moqueur s'égosille. Dès quatre heures et demie et jusqu'à cinq heures, la mésange à tête noire grince. Puis le moineau s'éveille et pépie : il en a pour toute la journée. Pendant que j'écris ces lignes, une nuée de pierrots piaille à ma fenêtre ouverte ; un franc mauvais sujet se perche même sur le coin de ma table et me conseille de terminer par la ballade de Jeanne Azaïs, *les Moineaux* ; ce sont, comme leur nom l'indique, de petits moines, des frères prêcheurs ; lisez donc les jolis vers :

> Leurs petits yeux ronds, brillants de malice,
> Mais prenant quand même un air de dévots,
> Dans le soir qui vient, semeur de pavots,
> Les petits moineaux psalmodient l'office.

> Ainsi que d'un froc, tout de brun vêtus,
> Dans le cloître vert des branches légères,
> Ne dirait-on pas des moines austères,
> Sous leurs capuchons demi-rabattus ?

> Car les moineaux sont de tout petits moines
> Qui vont mendier sur les grands chemins ;
> Les feuilles des bois sont leurs parchemins,
> Les grains délaissés leurs seuls patrimoines !

> Ils vont au hasard, pauvres et fervents,
> Prêchant aux oiseaux au coin d'une allée,
> Frères recruteurs de doctrine ailée,
> Toujours satisfaits et toujours contents !

Ne reculant pas devant la bataille,
Ils vont, secouant de tous la torpeur,
Et dans la mêlée, ils frappent, sans peur,
De leur bec pointu, d'estoc et de taille !

Car jadis, avant de se dévouer,
Les moineaux étaient des enfants prodigues,
Malins, querelleurs, amateurs d'intrigues,
Francs mauvais sujets, il faut l'avouer !

Mais, devenu vieux, Satan fut ermite !
Vieillissant aussi, les petits moineaux
Furent moines dans le clan des oiseaux,
Dans le grand couvent du ciel sans limite !

Mais ils ont gardé leurs prestes ébats,
Leur gaîté gauloise et leur franche allure,
Grands cœurs généreux en robes de bure,
Tels, au temps jadis. les moines soldats !

. . . .

Leurs petits yeux ronds, brillants de malice,
Mais gardant quand même un air de dévots,
Dans le soir qui vient, semeur de pavots,
Les petits moineaux psalmodient l'office !

Leur église, la voulez-vous connaître ?...

> Des chênes aux vastes ramures
> Elèvent leurs piliers vers Dieu,
> Et cette église de verdures
> A de beaux vitraux de Ciel bleu.

Puisse l'hygiène vous faire connaître et apprécier cette belle nef, les cantiques qui s'y chantent, les voix aux mille trilles : c'est la manière des oiseaux de faire leur prière !

La nuit est silence : tout dort autour de nous, et c'est l'invitation au repos qui permettra à la machine humaine de repartir au réveil.

LA VIE

C'est le résultat des efforts conservatoires de l'âme. On trouve dans Hippocrate, dans Aristote, et surtout dans Galien (*De usu partium*) de premières données sur les fonctions de la vie : les fonctions qui se bornent à la conservation de l'individu (respiration, circulation, digestion, secrétions) ; la vie animale met l'être en rapport avec l'extérieur (locomotion, sens, intelligence). La première est sans conscience et peut appartenir à la plante comme à l'animal ; la seconde est consciente et appartient à l'être.

L'intelligence est le propre de l'homme, mais elle est insuffisante pour expliquer tout l'être ; sa qualité primordiale est de discerner, et c'est l'application la plus élevée de nos facultés. Mais une autre substance, conçue comme immatérielle, est le principe de la vie et de la pensée ; jointe au corps, elle constitue l'homme : c'est l'âme. Cette dernière, complètement libre, peut commettre le mal moral par abus de cette liberté ; la maladie de l'âme est l'état de péché, et la religion catholique nous procure les moyens de traitement de cet état maladif. Le mal physique tient à l'imperfection de notre nature et des choses : « la douleur physique n'est qu'un mot » puisqu'elle passe, que notre corps passe ; mais le mal moral est une tache indélébile si nous ne nous efforçons de le pallier et surtout de l'éviter.

L'âme, par sa nature même, étant par essence simple et indivisible, ne peut être atteinte par la mort, laquelle est surtout la dissolution du corps ; la raison, d'accord avec la Révélation, prouve la vérité de son immortalité. D'un autre côté, en vertu du principe de mérite et de démérite, les lois d'ordre et de justice exigent que le crime soit puni et que la vertu soit récompensée, ce qui le plus souvent n'a pas lieu en ce monde. Nous sommes donc autorisés à dire qu'il y a réellement une hygiène de l'âme, toute différente de celle du corps : c'est l'Eglise qui nous l'enseigne.

Comparez l'homme à une horloge ; elle a été construite et

remontée par le Créateur : à vous de la maintenir en état de bon fonctionnement de sonnerie et de marche, d'assouplir le corps et d'embellir l'âme. Puisque nous parlons d'horlogerie, la mesure en tout voilà l'hygiène de la vie ; ne laissons s'encrasser ni le corps, ni l'âme !

APPENDICE

LES ORIGINES ET L'HISTOIRE
DES FRANÇAIS

Le peuple français fut formé d'un mélange de Gaulois (composés eux-mêmes de Galls, de Kymris et d'Ibères), de Grecs et de Romains, et plus tard de Francs, d'Alains, de Goths, de Burgundes, de Suèves ; malgré ce mélange, il a gardé infiniment du vieux caractère gaulois : sociabilité, gaieté, esprit, bravoure ; c'est le mieux fondu, le plus uni de la terre, ce peuple de France. Son origine très lointaine et très mêlée ne remonte guère plus loin que les Gaulois d'après les historiens de marque, et c'est déjà joli. Mais remontons aux origines, et nous trouverons en Gaule, à une époque fort reculée, des peuplades d'origine Scythique ; or la Bible fait descendre les Scythes de Magog, fils de Japhet, et les Scythes d'Orient, grossis par des hordes asiatiques, assaillirent beaucoup plus tard, sous le nom de Huns, l'empire oriental des Goths : on n'avait guère l'esprit de famille chez les Scythes ! Parmi ces peuplades d'origine Scythique, il faut citer surtout les Kymris, branche de la grande famille Celte venue de l'Inde.

Que l'on veuille bien remarquer que l'Eden ou Paradis Terrestre (Genèse) — (en hébreu Eden veut dire délices) — occupa probablement l'ancienne Médie, limitée par quatre fleuves : le Phase ou Phasis se jetant dans le Pont-Euxin, l'Amou-Daria se jetant autrefois dans la Mer Noire et actuellement dans la mer d'Aral, le Tigre et l'Euphrate ; on croit que ces quatre fleuves représentent ceux dont parle la Genèse : le Phison, le Gihon, le Chidékel et le Phrat. Sera-t-il permis de penser que certains de nos ancêtres, à nous Français, viennent de la région de l'Eden?... Quoi qu'il en soit, les Kymris avaient les yeux bleus (reflets de l'iris), et leur première invasion en Gaule se place vers le XIIIe siècle avant Jésus-Christ ; la seconde, de 614 à 578 avant Jésus-Christ : ils se répandirent du Rhin à la Loire. Remarquons, en passant, l'invasion Kymrique s'arrêtant à la Loire !

Puis on rencontre, répandu dans la Gaule, un grand peuple, celui des Ibères, originaire des régions Caucasiques. Surviennent des Galls ou Celtes qui expulsent les Ibères ; enfin, des Massiliotes, d'origine grecque, viennent pimenter le mélange.

Les Gaulois ne commencent à figurer dans l'histoire qu'au VIe siècle avant Jésus-Christ; dès 587, ils pénètrent en Italie et, en 389, ils furent un moment maîtres de Rome. Les Romains prennent leur revanche, et ils sont en Provence 121 ans avant Jésus-Christ ; en l'an 50 avant notre ère, César a soumis tout le reste de la Gaule.

Rome, elle-même, a des démêlés avec les peuplades Germaniques, originaires, elles aussi, de l'Inde, démêlés sur ses propres frontières du Rhin. Parmi ces peuples se trouvent les Francs qui apparaissent déjà en confédération vers l'an 240 de notre ère et, en 429, sous Clodion, ils envahissent la Gaule jusqu'à la Loire, et il est étrange de voir si souvent ce fleuve barrière des invasions. — Déjà, en 280, les Burgundes ou Bourguignons, venant de l'Oder et de la Vistule, entrent au pays Gaulois, s'étendent jusqu'à la Loire (encore ! ! !) et dans tout le bassin du Rhône, moins la portion comprise entre la Durance et la mer : les Burgundes étaient le plus civilisé et le plus doux des peuples barbares.

Au V⁰ siècle, lors de la grande invasion des Gaules (407), les Suèves étaient, avec les Vandales et les Alains, une des trois nations envahissantes. Les Suèves ne sont autres qu'un ramassis de nomades aventuriers sans origines communes ; le nom d'Allmen, c'est-à-dire hommes de toute espèce, ou d'Alemanni, qu'on donne aussi aux Suèves, indique bien le mode de formation de cette pseudo-nation germanique. Les Alains erraient primitivement avec leurs troupeaux dans les vastes steppes qui devinrent les gouvernements russes du Caucase et d'Astrakan : c'était un peuple Scythe qui fut soumis par les Huns et entraîné à leur suite dans leurs expéditions, dès 375. Quant aux Vandales, c'était un peuple de la famille Wende, d'origine slave, venu des bords de la Baltique : ils se signalèrent par une telle barbarie que leur nom ne rappelle plus que l'idée d'un peuple féroce et destructeur ; ils s'établirent longuement en Andalousie (Vandalusia) d'Espagne.

Puis apparaît la grande famille des Goths, d'origine germanique. Ceux de l'Ouest, Wisigoths, franchirent plusieurs fois le Danube pour ravager l'empire Romain ; ils envahissent deux fois le royaume d'Italie (403-409) sous le commandement d'Alaric Iᵉʳ, prennent et saccagent Rome en 410. Ataulf, frère et successeur d'Alaric, fonda la monarchie des Wisigoths en Gaule (412) ; cet empire tenait toute la partie au sud de la Loire — (encore l'arrêt à la Loire ! ! !) — sans compter le nord de l'Espagne. Nous reparlerons des Wisigoths, mais voyons ce qui se passe au nord de la Loire au cours du V⁰ siècle de notre ère.

Au IV⁰ siècle, les Francs sont tout-puissants près des empereurs Romains ; ils leur restent fidèles en 406 et tentent en vain de barrer le passage à la grande invasion qui marche sur le Rhône. A ce moment-là, ils avaient parcouru la Gaule jusqu'à la Loire — (encore la Loire point d'arrêt ! ! !) — ils étaient partagés en tribus nombreuses ou bandes qui avaient pour vivre la table du chef ou le pillage, et c'est avec une bande de 5.000 hommes que Clovis eut ses premiers succès.

Voici donc, au V⁰ siècle, les Wisigoths au sud de la Loire, les Francs au Nord. Chez ces derniers, les règnes de Pharamond

(420-427), de Clodion (427-448), de Mérovée (448-458), de Childéric Ier (458-481) n'ont rien d'authentique ; on n'a de certitudes qu'à partir de Clovis Ier (481-511) : à son avènement, les Burgundes, les Romains, les Wisigoths et les Alemanni se disputaient le territoire de la Gaule. Clovis assura la supériorité des Francs, défit les Romains à Soissons (486), assujettit les Alemanni après la bataille de Tolbiac (496), ébranla la puissance des Burgundes, que ses fils abattirent en 534, et réduisit les Wisigoths à la possession de la Septimanie par la victoire de Vouillé (507) ; au Ve siècle, la Septimanie répondait à peu près à la partie de l'ancienne Narbonnaise étendue des Pyrénées au Rhône.

Au Ve siècle, la capitale des Wisigoths est Toulouse ; à partir de 631, les ducs d'Aquitaine, de la ligne Mérovingienne, y régnèrent ; le dernier duc de cette lignée fut Waïfre (747-767) et le premier roi d'Aquitaine Louis-le-Débonnaire (Carlovingiens). C'est au temps des Wisigoths que remonte une expression proverbiale : « l'or de Toulouse », ce qui se traduit par « richesse qui porte malheur » ; les Wisigoths sont-ils cause de malheur ou simplement le terroir ? Oncques personne le sut ! Ce que l'on sait bien, c'est que le royaume Wisigoth fut détruit par les Arabes vers 710. Après tant de chambardements, les « gences » du Midi ont pris et gardé « l'assent » sans être jamais plus que des demi-Français ! ! !

A la mort de Clovis (511), ses quatre fils partagent les territoires conquis par leur père, et de ce partage naissent quatre royaumes distincts : ceux de Paris, de Metz, de Soissons et d'Orléans. En 558, Clotaire Ier réunit tout l'empire des Francs ; mais, de 561 à 613, a lieu un second partage qui, après une réunion momentanée, amène la division de la France en quatre régions : Austrasie (VIe au VIIIe siècle avec huit rois), Neustrie, Bourgogne et Aquitaine. Parmi ces quatre régions, l'Austrasie (est de Reims) et la Neustrie (ouest de Reims) jouent le principal rôle, et leur puissance se balance quelque temps ; mais, en 687, l'Austrasie, où s'étaient conservées avec le plus de pureté les mœurs antérieures à la conquête et qui s'était trouvée le moins en contact avec la civilisation romaine, prend l'ascendant sur la Neustrie. A cette époque, l'Austrasie avait cessé d'être une monarchie ; et tandis que les princes mérovingiens régnaient encore en Neustrie, l'Austrasie s'était convertie en une sorte de république féodale (687), gouvernée par les Héristal avec le titre de ducs : cette maison d'Héristal a eu pour fondateur Pépin de Landen, dit le Vieux, et ses ducs furent *Maires du palais* d'Austrasie. Ces ducs d'Austrasie ne tardèrent point à s'imposer comme *Maires du palais* aux rois de Neustrie ; la Bourgogne fut soumise à leur obéissance, et l'Aquitaine, en proie à l'invasion arabe, trouva un libérateur dans Charles Martel (732), fils de Pépin d'Héristal et arrière-petit-fils de Pépin de Landen. Bientôt, un de ces maires, Pépin le Bref, fils de Pépin d'Héristal, s'empare de la couronne (752) par la déposition de Childéric III, dernier

Mérovingien, et commence ainsi la deuxième dynastie ou maison Carlovingienne. Il subjugue l'Aquitaine et la Septimanie, réunit pour la première fois toute la France. sauf la Bretagne, et étend son influence jusqu'en Italie. Charlemagne, son fils (768-814), soumet l'Espagne septentrionale, l'Italie, la Germanie Saxonne, la Bavière, l'Avarie — (les Avares étaient d'origine Tartare et commandés par des Kans) — située au nord du Danube entre la Theiss et l'Inn, et forme un immense royaume, qu'il proclame nouvel Empire d'Occident (800). Cet Empire ne subsiste que jusqu'en 843, époque à laquelle il se démembre et donne naissance aux royaumes particuliers de France, d'Italie et de Germanie. — La décadence Carlovingienne commence en France dès 843 ; la féodalité se forme et s'agrandit aux dépens de la royauté. Dès 887, un des grands feudataires de la couronne, Eudes, le premier des « Capets », usurpe le trône sur les Carlovingiens, qui étaient presque sans domaine et sans force ; deux fois replacés sur le trône (893 et 936), ceux-ci achèvent de perdre leurs domaines et ils tombent définitivement en 987.

Hugues Capet commence la troisième dynastie, celle des Capétiens, et donne pour base à la royauté son vaste duché de France. D'habiles efforts, la longue durée des règnes. la formation des communes, et principalement les Croisades, favorisent l'accroissement du pouvoir royal (987-1108). De 1108 à 1226, le domaine du roi s'agrandit rapidement : la Normandie, l'Anjou, le Maine, le Poitou (1204-1205) sont repris à l'Angleterre. Le vaste comté de Guyenne et de Gascogne, avec toutes ses annexes, était sur le point de revenir à la couronne, sans le divorce de Louis le Jeune avec Eléonore d'Aquitaine (1152) ; le second mariage d'Eléonore avec Henri Plantagenet fait retomber le comté sous la domination anglaise.

Saint Louis (1226-1270) agrandit peu le territoire, mais il fit plus pour la royauté en donnant à la couronne l'autorité morale et, par elle, la juridiction souveraine, base de la souveraineté complète. - Sous Philippe III (1270-1284), le Languedoc est réuni à la France ; celle-ci intervient dans toutes les querelles des royaumes espagnols chrétiens et étend son influence en Italie jusqu'à Naples. — Philippe IV commence à recouvrer les territoires cédés à Lothaire en 843, lutte contre l'autorité temporelle des Papes, oppose à l'aristocratie et au clergé les Etats-Généraux, qu'il assemble le premier, et les Parlements, dont il semble être le vrai fondateur. Sous ses fils (1314-1328) s'opère une réaction féodale que ces princes secondent en aveugles ; la branche des Valois (1) les imite d'abord et, par sa folle témérité, met la France à deux doigts de sa perte.

(1) C'était la branche puînée issue de Philippe III (le Hardi) (1270-1285), fils de Louis IX, par un frère de Philippe IV, Charles de Valois, père de Philippe VI (1328-1350) ; ce dernier succédait à Charles IV, le Bel, d'abord comme régent, puis couronné à la naissance d'une fille de la veuve de Charles IV (loi salique).

Les rois d'Angleterre, unis aux Flamands et aux Bretons, commencent la guerre de Cent-Ans (1337-1437). Vaincue à Crécy sous Philippe de Valois (1346), à Poitiers sous Jean II le Bon (1356), la France se relève avec Charles V (le Sage) (1364-1380). La minorité, et bientôt la démence de Charles VI (1380-1422), le nombre trop grand de princes du sang, tous pourvus d'apanages et visant ou à la couronne ou à l'autorité, la puissance de la seconde maison de Bourgogne (1361), bientôt rivale de la maison royale, les sanglantes collisions des Bourguignons et des Armagnacs compromettent de nouveau l'existence de la nation. Les Anglais, vainqueurs à Azincourt (1415), possèdent presque toutes les provinces maritimes de France ; mais Jeanne d'Arc commence à changer la fortune (1429) et Charles VII est sacré à Reims. Les Anglais, après de longs combats, sont chassés de France (1453). Louis XI, successeur de Charles VII, combat victorieusement la féodalité et réunit onze grands fiefs à la couronne (1461-1483) ; j'ai visité une des demeures préférées de Louis XI, Plessis-les-Tours ; vraiment, Louis onzième se contentait de peu, de si peu qu'un manant de fermier normand de nos jours ne daignerait s'y loger : autres temps, autres mœurs ! — Charles VIII commence les guerres d'Italie (1494-1498) ; — Louis XII s'épuise à les continuer. — François Ier d'abord vainqueur des Suisses à Marignan (1515), mais ensuite défait par les Impériaux à la Bicoque (1522), à Pavie (1525) où il est fait prisonnier, ne peut qu'opposer une digue à l'énorme puissance de Charles Quint (1515-1547). — Henri II acquiert les Trois-Evêchés (1552) ; mais bientôt naissent les guerres religieuses qui ruinent la France, et où la maison de Valois périt en la personne de Henri III (1589).

Henri IV commence alors la branche royale des Bourbons, issue de Robert de Clermont, 6e fils de saint Louis et frère de Philippe III ; il termine la guerre civile (1589-1594), cicatrise les plaies de la France et prépare sa grandeur (1594-1610). - Sous Louis XIII (1610-1643), Richelieu, après avoir abattu la faction protestante, écrase les restes de la féodalité et jette les fondements de la monarchie absolue de Louis XIV ; ce grand ministre fait jouer à la France le premier rang dans la gnerre de Trente Ans (1618-1648), et lui assure la prépondérance que possédait jadis la maison d'Autriche. Devenue la première puissance de l'Europe par les traités de Westphalie (1648) et des Pyrénées (1659), la France de Louis XIV prétend en être la dominatrice ; elle voit se former contre elle trois coalitions, grandit à Nimègue (1678), reste stationnaire à Riswyck (1697), recule à Utrecht (1713), épuisée par la guerre de la succession d'Espagne.

Sous Louis XV (1715-1774), elle acquiert la Lorraine et la Corse, mais n'a pas de système politique, se bat en faveur de l'Autriche (1756-1763), dont la vraie politique française avait cherché l'abaissement, laisse démembrer la Pologne (1768-1774), manque la facile conquête de l'Inde (1740-1756), et perd ses colonies. Pour comble d'abaissement, tout dans le royaume est pour Voltaire et les Encyclopédistes, agents de la Franc-Maçonnerie. — Louis XVI, digne et bon prince, paiera de sa tête les fautes de Louis XV et l'extension maçonnique, non toutefois sans avoir vengé la France de l'Angleterre en favorisant les efforts des colonies anglo-américaines se déclarant indépendantes (1775-1783).

En 1789 éclate la Révolution, qui renverse à la fois l'antique constitution française et la dynastie (1792). D'abord République (1792-1804), la France finit par être soumise à une monarchie plus absolue que celle des anciens Bourbons. — Napoléon, d'abord consul, ensuite empereur, rend pour quelques années toute l'Europe occidentale sujette de la France ; mais la campagne de Russie (1812) lui fait perdre l'élite de ses troupes : il succombe en 1814. — Les Bourbons reviennent, et la France est alors réduite à ses anciennes limites. La ligne aînée des Bourbons règne jusqu'à 1830 (Louis XVIII et Charles X). En 1830, la branche cadette arrive au trône avec Philippe d'Orléans (Louis-Philippe Ier). — Une nouvelle révolution rétablit la République en 1848 ; dès 1852, ce gouvernement fait place à un nouvel empire : Napoléon III est proclamé.

La 3e République apparaît en 1871, à peu près habitable jusqu'en 1877 ; on ne sait que trop ce qu'elle devint, tant au point de vue religieux ou maçonnique qu'à celui de la préparation à la guerre de 1914-1918. La maison d'Autriche est pulvérisée, mais l'Allemagne vit et promet sa revanche pour 1925 : la laissera-t-on faire ?.. L'Italie, elle, fait un tour de valse avec nos ennemis, l'Angleterre joue de la flûte et l'Amérique du dollar. La France, toujours seule, tient le dé !

En résumé et comme conclusion, blonds et bruns, teints basanés et chairs roses, nez sémitiques ou grecs, yeux bleus et iris noirs, chevelure bouclée et cheveux plats, têtes rondes et faces anguleuses ne trouvent d'autre raison d'existence que le mélange intime des diverses races de France. — Au point de vue religieux, les hérésies sont bien tranchées entre le Nord et le Midi : les Albigeois et les Protestants prirent origine au sud de la Loire. Le maréchal Joffre, au début de la Grande Guerre, envisagea la retraite jusqu'à la Loire ; le cours occidental de ce fleuve joue vraiment, nous le redisons, un très grand rôle dans toute notre histoire !

...DES MATIÈRES

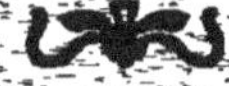

Caen, Imp. E. DOMIN, 10, rue de la Monnaie.